COMPLEXIDADE E RELAÇÕES NA EDUCAÇÃO INFANTIL

Instituto Phorte Educação
Phorte Editora

Diretor-Presidente
Fabio Mazzonetto

Diretora Administrativa
Elizabeth Toscanelli

Editor-Executivo
Fabio Mazzonetto

Conselho Editorial
Francisco Navarro
José Irineu Gorla
Marcos Neira
Neli Garcia
Reury Frank Bacurau
Roberto Simão

COMPLEXIDADE E RELAÇÕES NA EDUCAÇÃO INFANTIL

Alfredo Hoyuelos
María Antonia Riera

Tradução:
Bruna Heringer de Souza Villar

São Paulo, 2019

Título do original em espanhol:
Complejidad y relaciones en educación infantil
Copyright © 2015 by Alfredo Hoyuelos Planillo, María Antonia Riera Jaume
Copyright © 2015 by Silvia Palou (Prefácio)

Complexidade e relações na educação infantil
Copyright © 2019 by Phorte Editora

Rua Rui Barbosa, 408
Bela Vista – São Paulo – SP
CEP 01326-010
Tel.: (11) 3141-1033
Site: www.phorte.com.br
E-mail: phorte@phorte.com.br

Nenhuma parte deste livro pode ser reproduzida ou transmitida de qualquer forma, sem autorização prévia por escrito da Phorte Editora.

CIP-BRASIL. CATALOGAÇÃO NA PUBLICAÇÃO
SINDICATO NACIONAL DOS EDITORES DE LIVROS, RJ

H849c

Hoyuelos, Alfredo
   Complexidade e relações na educação infantil / Alfredo Hoyuelos, María Antonia Riera ; tradução Bruna Heringer de Souza Villar. - 1. ed. - São Paulo : Phorte, 2019.
   200 p. ; 21 cm.

   Tradução de: Complejidad y relaciones en educación infantil
   Inclui bibliografia
   ISBN 978-85-7655-737-1

   1. Educação de crianças. 2. Crianças - Desenvolvimento. 3. Complexidade (Filosofia). I. Riera, María Antonia. II. Villar, Bruna Heringer de Souza. III. Título.

19-57010   CDD: 372.37
                CDU: 37.01

Meri Gleice Rodrigues de Souza - Bibliotecária CRB-7/6439
ph2463.1

Este livro foi avaliado e aprovado pelo Conselho Editorial da Phorte Editora.

Impresso no Brasil
Printed in Brazil

APRESENTAÇÃO

A complexidade de uma pedagogia das relações

Foi com imensa alegria que recebi o convite para fazer a apresentação do livro *Complexidade e relações na educação infantil*. Conheci Alfredo Hoyuelos por meio de sua magnífica obra de análise e interpretação da vida e do pensamento de Loris Malaguzzi, e da profunda relação que ele estabeleceu entre a pedagogia de Reggio Emilia e a Teoria da Complexidade, ambos frutos de sua tese de doutoramento na Universidade de Navarra. Alguns anos atrás, tive a oportunidade de conhecê-lo pessoalmente, de modo breve, mas acompanho seu trabalho de formação de professores e de assessoria pedagógica nas escolas infantis da cidade de Pamplona, tanto pela literatura quanto pelo relato feito por alunos(as) e amigos(as) que com ele estiveram em estágios acadêmicos, destacando sua capacidade de ser acolhedor, rigoroso e, em especial, generoso.

Alfredo esteve em Reggio e não apenas conheceu Loris Malaguzzi com seu trabalho pedagógico em contínua e participativa construção, como também pesquisou seus textos, seus ensaios, suas palestras, suas documentações. Toda essa aventura de estudos pedagógicos está acompanhada de uma solida formação em Arte, Filosofia e Ciência que faz com que suas reflexões e ações práticas sejam de grande densidade.

Este livro é a prova de uma grande habilidade em realizar a interlocução teórico-prática, especialmente da disposição do autor em fazer perguntas e gerar inquietações no(a) leitor(a).

O primeiro capítulo situa seu pensamento no contexto da filosofia contemporânea. Afinal, sem uma reflexão e um posicionamento sobre a vida e o mundo não é possível educar, pois formar o Outro, seja um bebê ou uma criança, implica refletir sobre valores e posicionamentos, e instituir possibilidades de ações pedagógicas.

A Teoria da Complexidade fornece óculos interpretativos por meio dos quais ganham destaque, a partir de olhares transdisciplinares, conceitos como dialogia, recursividade, relação todo-parte ou visão em holograma, emoções, interconexões, relações, saberes e não saberes, incertezas, incompletude, contraditório. Esse paradigma sugere, também, modos específicos de pensar o método: os modos de fazer, pesquisar, inventar, refletir e agir; e, com isso, propicia outros modos de estar entre os bebês e as crianças e de pensar a sua educação. Como diz Hoyuelos, para a complexidade, o método é o que nos ensina a aprender.

Neste livro, as teorias e as práticas em educação infantil são pensadas a partir desse arcabouço teórico, e isso pode ser observado nas inúmeras pequenas narrativas, ou mini-histórias, que encontramos no texto.

O segundo capítulo, escrito por María A. Riera, trata de um tema de grande necessidade de aprofundamento em terras brasileiras: a observação das crianças no contexto educacional. A autora mostra que essa prática é uma ação que vai além do olhar, que exige atenção, escuta, tato, respeito e sutileza dos adultos. O texto também discute os motivos pelos quais a observação é algo tão importante na pedagogia com bebês e crianças pequenas, ensinando a fazer perguntas, a expor as intenções e a elaborar um percurso de observação das crianças em ação. Construir um projeto de observação é dar espaço para a investigação do professor sobre o que pensam, fazem, inventam as crianças. Um projeto de observação que, segundo a autora, implica explicitar o que o professor está se propondo a conhecer, como irá focalizar seu olhar, elaborar o planejamento da realização de observações, analisar, interpretar, documentar e retroalimentar esse percurso.

Para subsidiar o processo de observação, a autora se refere à teoria da microanálise dos eventos a partir da etnografia e da psicologia. Observar, registrar, analisar, compreender, interpretar são elementos importantes para que haja escuta das crianças e para que os professores possam fazer intervenções no sentido de ampliar, enriquecer e aprofundar as experiências infantis. Todavia, como afirma a autora, nem sempre as intenções do educador correspondem aos objetivos das crianças. As crianças nos surpreendem. A ação educativa precisa buscar a complementaridade entre o projeto das crianças e o projeto do educador. O segredo é começar com apenas alguns passos já de antemão programados e deixar que as interações subsequentes construam os possíveis endereçamentos.

O terceiro capítulo trata da discussão da ação docente com base em uma inovação da pedagogia italiana que foi denominada de dupla educativa, ou par educativo, isto é, a existência de dois professores que compartilham as responsabilidades por uma turma de crianças. Profissionais de mesmo estatuto na carreira, portanto, colegas de trabalho sem relações hierárquicas. Esse modelo de ação docente exige que os professores se organizem e constituam o trabalho de modo coletivo, descentralizando seus saberes e seus fazeres pessoais, discutindo com o(a) colega seus pontos de vista e compartilhando com o grupo de crianças os caminhos da prática. Trabalhar em dupla exige maturidade emocional, pois os processos educativos não são realizados apenas pelas opiniões de um dos integrantes da dupla, mas a partir de argumentos, reflexões, debates e confrontos com o(a) colega. Afinal, educar é um ato político e público. Refletir sobre o ponto de vista pessoal, institucional, organizacional, pedagógico, da relação com as famílias e com as crianças é o grande objetivo do capítulo, que abre com reflexões e finaliza com depoimentos de professoras.

Temos, então, um quarto capítulo, sobre bebês, crianças e culturas infantis. Nele, entramos nos territórios da infância, territórios que deveriam ser o das brincadeiras, dos jogos, das alegrias e das surpresas... Afinal, falar em infância é falar da pluralidade das famílias, dos amigos, dos movimentos, dos desenhos, das encenações, e reconhecer que as crianças, como diz o autor, têm uma maneira ética, estética e poética de ver o mundo. Contudo, também é preciso lembrar que esse "território da infância" é, muitas vezes, minado pelo grande "território do consumo, da violência, da escolarização". Para proteger esse território de infância na escola infantil, como afirma o autor com base em palavras de Malaguzzi e aludindo ao livro *Alice no país das maravilhas*, é preciso ter uma concepção ou imagem de infância que seja acolhedora, hospitaleira, e que tanto atribua às crianças um nome (metaforicamente falando) como lhes apresente o mundo, contribuindo para a construção de sentido e de significado, isto é, de uma identidade pessoal e social. As crianças precisam do contato emocional com as subjetividades de outras crianças e de adultos com os quais poderão, intersubjetivamente, imaginar brincadeiras existentes e inventadas, divertir-se, investigar como o mundo funciona ou pode vir a ser, fazer de conta, mover-se, conviver, isto é, realizar, muitas vezes pela primeira vez, o exercício da liberdade e da experimentação do mundo, estabelecendo, assim, sua forma de ser e de estar no mundo.

O capítulo final sugere um processo de autorreflexão para os docentes. Quais são os seus saberes de formação, suas linguagens, suas preferências expressivas, seus modos de estabelecer relações, suas experiências? Qual é a postura ética ou política na sua relação com as crianças? O texto demonstra como a realização da escuta e da documentação pedagógica não é apenas uma possibilidade de conhecer as crianças e seus processos cognitivos, relacionais, motores etc., mas, também, um importante instrumento para compreender a nós mesmos, professores e pesquisadores, nossos olhares, nossas escolhas.

O livro que o leitor tem em mãos, como diz o título desta Apresentação, trata da *complexidade de uma pedagogia das relações*. Ele condensa, de modo poético, dialógico e recursivo, o grande tema das relações na educação infantil, realizada no âmbito de uma sociedade dividida entre a solidez da modernidade e da liquidez da pós-modernidade, observando que é pelo olhar da complexidade que poderemos encontrar outro destino neste planeta azul.

Maria Carmen Silveira Barbosa
Professora Titular da Faculdade de Educação da UFRGS

PREFÁCIO

Sílvia Palou

A leitura deste livro me trouxe grande emoção. Ver refletidas essas reflexões, convicções, teorias e práticas coerentes sobre a educação infantil continua sendo uma necessidade grande para avançar na qualidade pedagógica.

Em cada palavra e frase expressas neste texto, parecia que eu ouvia a voz grave e penetrante de Alfredo Hoyuelos, bem como as reflexões estruturadas e esclarecedoras de María Antonia Riera. Tivemos a sorte e o prazer de poder compartilhar muitas horas de conversa sobre a cultura da infância, sobre o acompanhamento respeitoso às famílias, sobre o trabalho compartilhado em equipe, sobre o papel fundamental e estruturador da observação e da documentação, sobre a riqueza dos projetos quando comparados ao programa escolar. São esses os temas que estão reunidos neste livro.

Acredito que são conteúdos centrais e básicos, tratados com rigor teórico e com uma grande coerência em seu emprego na prática. Esta é uma das contribuições que nos traz esta leitura: um olhar profundo sobre os processos que se dão na educação infantil, tendo como ponto de partida a teoria da complexidade.

Muitas vezes, aliás, temos uma compreensão pobre e simplista sobre os processos de crescimento e de evolução das pessoas, desde sua tenra infância. Os seres humanos, como diz Maturana, "somos animais mamíferos que dependemos do amor", e ainda sabemos muito pouco acerca desse desenvolvimento; somos muito bebês como espécie.

No primeiro capítulo, Alfredo Hoyuelos nos descreve, de maneira clara e magistral, a teoria da complexidade e suas principais repercussões na educação infantil. Encontramos reflexões-chave, como o valor da incerteza, as perguntas nada banais que focam os verdadeiros problemas ou como acabar com preconceitos para encontrar respostas que são, ao mesmo tempo, novas perguntas. Também aparecem temas importantes, como a discussão sobre o objetivo, o subjetivo e a intersubjetividade, como defende Morin. Todas essas questões estão comprovadas pela influência de algumas interessantes pesquisas que, nas últimas décadas, estão sendo produzidas sobre a neurofisiologia do cérebro, suas repercussões em nossa compreensão emocional ou sobre as contribuições da física quântica. Esses campos transdisciplinares estão abrindo múltiplas possibilidades em outros âmbitos e, também, no contexto das relações humanas.

Hoyuelos nos ilustra o complexo processo que acompanha nosso cérebro em duas emoções tão intensas e cotidianas, como são o medo e a alegria. Percebemos que a riqueza de matizes que podemos sentir decorre do fato de o funcionamento do cérebro ser bem complexo, sob a forma de uma rede de conexões. Essa riqueza não seria possível se não se tratasse de um processo linear.

Esse primeiro capítulo nos ajuda a compreender, de maneira sintética, mas não menos profunda, quais repercussões tem essa complexidade nas propostas educativas para a educação infantil. Princípios como o dialógico (união complexa e contraditória entre duas lógicas que, por sua vez, se opõem, como autonomia e dependência, liberdade e limites...), o recursivo (processos de retroação reguladora) e o holográfico (repetição circular da realidade entre a parte e o todo) nos colocam em uma interessante reflexão sobre os temas mais importantes da educação infantil.

Fica claro que a inovação educativa passa por essa visão. Loris Malaguzzi, grande referência italiana em educação infantil, já era um visionário nesse sentido. Ele sempre dizia que cada criança nasce com todos os seus questionamentos.

No segundo capítulo, sobre observação e análise dos microprocessos, Riera nos dá ferramentas e critérios para aprendermos a olhar e a escutar com uma paciente abertura, uma predisposição e uma atenção conscientes para podermos captar os processos sensoriais, emocionais e cognitivos que as crianças vivenciam em sua aprendizagem. Uma atenção livre de ruídos, que deixa espaço para a intuição, elemento-chave para a interpretação de significados. Para isso, é essencial centralizar a intenção (o que e para que observamos): para nos aproximarmos da infância, para reconhecermos suas potencialidades, para acompanharmos e transformarmos, para mergulharmos em situações educativas, nos projetos de observação. Indagar-se, selecionar e focar são elementos-chave para encontrar a profundidade. A observação é o processo transformador do olhar, que nos leva à compreensão para conseguirmos atribuir significados e, por sua vez, retroalimentá-los com novas propostas e novas observações.

Hoyuelos, no terceiro capítulo, que trata da dupla educativa,[1] defende o trabalho compartilhado, dando argumentos culturais e contraculturais, filosóficos, de caráter ético-educativo, organizativos, relacionais, baseados na resiliência e na capacidade de "adaptabilidade" humana; argumentos de trabalho, funcionais... E mostra um caso real, como exemplo da aplicação eficaz do trabalho compartilhado em uma escola pública de Pamplona. Analisa, com base nessa experiência, as vantagens obtidas (inclusive com alguns relatos sobre o sentido que isso tem para as próprias crianças e seus familiares).

---

[1] N. da T.: diz respeito ao trabalho de dois profissionais em classe. Não confundir com a relação professor-aluno, que pode levar o mesmo nome (ou o nome de "par educativo"), graças ao Teste do Par Educativo (TPE), ou Educational Pair Test (EPT), em inglês.

O tema da brincadeira[2] como eixo da cultura da infância é outro dos grandes temas tratados nesse interessante relato. Como diz Andrea (6 anos), "brincar é fazer o que o seu coração diz". É um direito, uma aventura, um sonho, uma viagem desconhecida, em definitivo, um espaço de possibilidades como âmbito estético, como muito bem assinala Hoyuelos.

E, por último, aparecem suas reflexões sobre as diversas formas, tonalidades e matizes que estabelecem as emocionantes relações entre os(as) profissionais e as crianças. Essa vinculação tão especial está tingida com nossos tesouros formativos (pedagogia, psicologia, arte...); com habilidades e gostos pessoais de adultos e crianças (linguagens verbais, visuais, auditivas, motrizes...); com contextos de relação (espaço, materiais, tempos, luz...), de proporção de alunos por sala, de responsabilidades e papéis (professoras, cozinheiras, atelieristas...); e, claro, com as afinidades e vibrações que se dão de forma intensa ou sutil (empatia, tato, comunicação, respeito...). Nessa relação, as formas de olhar são básicas, como maneiras de entrar em contato intimamente, como estratégias relacionais que podem gerar vínculos de confiança ou de hostilidade, rejeição ou juízo. Esses pensamentos estão exemplificados, de um lado, com três realidades escolares diferentes: uma professora de Buenos Aires, uma de Pamplona e uma de Barcelona; e, de outro, com alguns autores que dedicaram muitos textos para compartilhar suas reflexões a esse respeito, como Rebeca Wild, Max van Manen ou Loris Malaguzzi, entre outros.

---

[2] N. da T.: no original, usa-se a palavra *juego*, que, em espanhol, pode designar tanto jogos quanto brincadeiras. Todavia, como *juego*, no original, alude a uma atividade de caráter livre, espontâneo e criativo, julgou-se mais apropriado traduzir o termo por "brincadeira", uma vez que "jogo", muitas vezes, implica uma atividade mais rígida, com uma série de regras e imposições.

Todo esse conteúdo, e muitos mais, é o que os leitores e as leitoras vão encontrar neste livro. E, principalmente, lendo nas entrelinhas, respira-se o grande entusiasmo, a coerência e o amor à infância e à profissão que os autores sentiam quando o elaboraram. Esse sussurro é a constante que enlaça palavra a palavra, e que nos acompanha, com esse mesmo olhar respeitoso que propõem para o trabalho com os meninos e as meninas da educação infantil.

Um presente de Alfredo e Pusy. Obrigada por tornarem este livro possível e por me darem a oportunidade de estar com vocês um pouco mais.

PREFÁCIO À EDIÇÃO BRASILEIRA

Para que serve a escola?

Para quem é a escola de educação infantil?

Certa vez, as crianças de uma escola de educação infantil tiveram uma surpresa ao voltarem das férias: uma casa na árvore.

Gabriele, uma menina de 4 anos, disse à professora: *"Agora que eu vi a casa na árvore, ela não é mais surpresa, porque surpresa é aquilo que ainda não existe dentro dos olhos da gente"*.

Os autores deste livro nos convidam a refletir sobre o que ainda não existe dentro dos olhos das crianças e nos chamam para ver, dentro dos olhos dos adultos, o pensamento formativo que deve constituir a interpretação do professor-observador:

Quem são as crianças que habitam os espaços da escola?

Qual é a concepção de infância que os adultos têm?

Qual o papel das famílias na relação família-escola?

Que histórias contam os projetos vividos pelas crianças?

Como a escuta atenta e o olhar sensível dos adultos podem garantir às crianças o direito ao tempo sagrado da infância?

E, ainda sobre o tempo, que tempo tem a criança para brincar, para pesquisar, para fazer perguntas e para aprender?

Como escreveu Wallon: "A afetividade é a porta de entrada do conhecimento".

Este livro provoca, convoca, desperta para a reinvenção da escola, que precisa ser o lugar das relações, da afetividade, das humanidades e da complexidade.

A escola precisa ser o lugar das gentilezas, das experiências e da reflexividade.

A escola precisa ser o lugar dos encontros e da esperança reflexiva.

> Como seres humanos, necessitamos ser cuidados e cuidar. Cuidar de outra pessoa, no sentido mais significativo, é estar atento ao seu bem-estar, ajudá-la a crescer e atualizar-se, e para isso o outro é essencial. Envolve um "sentir com o outro" [...]. (ALMEIDA, 2006, p. 42)[1]

A escola e, sobretudo, a escola de educação infantil, precisa ser o lugar de ecos, e os adultos dessa escola precisam saber escutar com todos os sentidos e olhar com olhos capazes de ver e de reconhecer a infância e as cem, as outras cem e as tantas outras cem linguagens da criança.

A leitura deste livro é uma travessia para a outra margem do rio.

Tais Romero
Pedagoga; mestranda em Educação: Formação de Formadores pela Pontifícia Universidade Católica de São Paulo; atua como formadora de professores em escolas públicas e particulares.

---

[1] ALMEIDA, L. R. de. O coordenador pedagógico e a questão do cuidar. *In*: ALMEIDA, L. R. de; PLACCO, V. M. N. S. (org.). *O coordenador pedagógico e questões da contemporaneidade*. São Paulo: Edições Loyola, 2006.

SUMÁRIO

1. A complexidade na escola infantil 19
Alfredo Hoyuelos

2. Do olhar ao observar 73
María A. Riera

3. Compartilhar o trabalho: a dupla educativa 117
Alfredo Hoyuelos

4. Cultura da infância e âmbitos da brincadeira 149
Alfredo Hoyuelos

5. A relação dialógica profissional com as crianças: entre ciência e arte 175
Alfredo Hoyuelos

Referências 195

Sobre os autores 211

A COMPLEXIDADE NA ESCOLA INFANTIL

Alfredo Hoyuelos

1.1 À guisa de entrada

1.1.1 Infância e complexidade

Duas colegas da Escola Infantil[1] Municipal Egunsenti, em Pamplona, Ana e Edurne, mostraram-me as imagens de um extraordinário projeto que realizaram com crianças de 2 e 3 anos. Nessa documentação em vídeo, podemos apreciar as diversas propostas em que os meninos e as meninas indagam, no jardim exterior e em um ateliê especial, sobre as possibilidades imprevisíveis da luz, da sombra e da cor. Meninas e meninos que, como cientistas e poetas, formulam perguntas e hipóteses, inventam experimentos, se emocionam, estranham, se surpreendem.

O projeto está repleto de propostas criativas. Como exemplo, vou me referir a apenas uma delas. No ateliê, na escuridão, há uma tela no centro que desce verticalmente. Em cada lado dessa tela, um projetor com *slides* lança um feixe de luz sobre essa superfície. De cada lado, podemos perceber a projeção da luz. Formam se imagens, reais e oníricas, difíceis de decifrar. O surpreendente do acontecimento é que as crianças que participaram dessa investigação procuram compreender as sutilezas dessas imagens. Procuram de um lado e do outro da tela. Interpõem-se no feixe de luz para provocar sombras que se cortam, sombras que aparecem, desaparecem e se refazem. Tratam de descobrir e reconhecer sua imagem, a dos outros, por meio

---

[1] N. do E.: em todo o livro, o termo "escola infantil" alude a instituições de ensino que atendem crianças de 0 a 3 anos, primeiro ciclo da educação infantil na Espanha; o segundo ciclo atende crianças de 3 a 6 anos.

do olhar, dos movimentos de seus corpos, o ir e vir de cada lado, a interposição de vários objetos pensados. Inclusive, com um acetato rosa, tingem de cor um dos feixes luminosos, para tentar compreender as imagens estranhas, surrealistas e incompreensíveis que surgem como se se tratasse de uma companhia teatral.

O importante é que essas crianças não se esquivam dessa complexidade; ao contrário, acabam desfrutando-a com prazer, com seriedade e com o esforço de suas possibilidades, e se adentram em seus segredos. As crianças, dizem as educadoras, amam a complexidade e sabem permanecer nela com prazer e alegria.

Concordo com Edgar Morin quando afirma que as crianças podem ensinar a complexidade aos adultos.

> Antes de aprender a separar tudo, as crianças veem os vínculos entre todas as coisas, principalmente quando são educadas em meio à natureza, como os pequenos ameríndios que acompanham seus pais na floresta. A natureza não está dividida em disciplinas como a escola. Por sua vez, a escola ensina a separar tudo [...] É possível tirar da experiência das crianças tantos exemplos que contribuem para a compreensão, para a apreensão da complexidade! (Morin, 2010, p. 217)

1.1.2 Loris Malaguzzi[2]

Falando de complexidade e de educação, não podemos deixar de mencionar o pedagogo Loris Malaguzzi, que, segundo minha opinião, foi um dos que mais abraçaram, em suas práticas educativas, o que hoje conhecemos como paradigma da complexidade.

---
[2] Ver Hoyuelos (2004a).

Lembro-me de que estávamos em Barcelona. Loris Malaguzzi era o orador de um curso e, ao final de sua fala, havia uma professora com a mão levantada. "Como vocês trabalham, em Reggio Emilia, a formação da personalidade, o esquema corporal ou o processo de identidade?" Malaguzzi: "O melhor é que a cozinheira da escola prepare um bom bolo para dar de comer aos avôs e às avós na escola". Estaria ele louco? De maneira alguma! Analisemos suas palavras traçando relações estéticas. Nossa identidade se conforma na complexidade de múltiplos fatores interdependentes. A construção de nossa personalidade tem a ver com a maneira como os demais nos reconhecem. A forma de nos reconhecermos nos dá identidade, e esta depende de como o outro nos vê, como nos aprecia e nos considera. Em Navarra, constatei que alguns avôs ou avós, quando se aproximam de uma criança pequena que esteja dormindo em um carrinho de bebê ou em uma cadeirinha, costumam dizer as seguintes palavras: "Pobrezinho!" ou "Coitadinho!". Não acredito que se refiram a questões econômicas, nem mesmo em tempos de crise. A apreciação é mais profunda. Tem a ver com a subestimação da imagem do bebê. Um ser visto como frágil, impotente, sem riquezas nem potencialidades. Ainda hoje, também, sobretudo nos grupos de lactentes, observo como alguns avôs e avós acreditam, de forma depreciativa, que seus netos apenas fazem xixi, cocô ou dormem; que na escola infantil (que alguns ainda denominam, pejorativamente, de creche)[3] apenas

---

[3] N. da T.: no original, *guardería*, termo pejorativo que, pela etimologia, alude a um lugar onde as crianças são "vigiadas", de modo que se possa "guardá-las" enquanto seus pais não podem fazê-lo. No Brasil, poderíamos fazer essa comparação com o termo *creche*, que ainda é, de alguma forma, estigmatizado.

nos entretemos sem fazer nada que valha a pena. E nos olham com receio pensando que "sequestramos" inutilmente seus netos. Falta conhecimento e, principalmente, confiança. Uma das formas mais comuns que temos de criar laços de amizade, de falar de maneira descontraída e de aproveitar o momento é comendo juntos. A pedagogia tem muito o que aprender com a gastronomia. Para isso, é imprescindível que as escolas infantis tenham cozinha própria.[4]

Voltemos ao bolo. Se recebemos os avós com hospitalidade, eles apreciam e saboreiam o bolo, e enchem o estômago, criamos as bases de uma comunicação de sucesso para dialogar sobre as extraordinárias capacidades de inteligência das crianças. E, assim, os avós entendem e podem mudar sua imagem a respeito de seus netos, reconhecê-los com mais potencialidades. Isso repercute – evidentemente – no processo de construção da identidade ou da personalidade. A conclusão parece sugestiva e provocadora: menos programas ou unidades didáticas (comentarei esse tema mais adiante) e mais bolos ou comida para compartilhar com as famílias dentro da escola. Essa forma de traçar relações imprevisíveis sobre o que não parece óbvio e evidente também é complexidade. Malaguzzi dizia que temos, ainda, que aprender a trabalhar pela infância sem estar na pele das crianças (e reconhecendo, também, a importância do contato direto com os meninos e as meninas).

---

[4] Para se aprofundar nesse tema, ver Hoyuelos (2008).

1.2 A identidade da escola infantil: a estética da complexidade[5]

A escola infantil é uma organização complexa, na qual ocorrem acontecimentos complexos. Essa é sua identidade irredutível. Mas por que a complexidade? Porque é ela que nos permite não simplificar os problemas.

Estamos realizando um projeto de observação e de experimentação em algumas escolas infantis municipais de Pamplona que chamamos de "*Tempo de acolhida*" (como hospitalidade em relação à alteridade do Outro[6] como legítimo Outro), e no período de adaptação (conceito darwinista muito mais unidirecional). Nessas observações feitas por nós, vemos como, nesse processo, coexistem vários elementos indissociáveis: entre outros, as condições de trabalho de pais, de mães e das educadoras; sua disponibilidade de tempo; o tipo de vínculo que as crianças têm com seus pais; o cuidado com a organização espacial e ambiental (a qualidade e a calidez da paisagem luminosa, dos objetos, das cores, dos sons etc.); o tipo de conexão afetiva entre as educadoras e os progenitores; a complementaridade entre os membros da dupla educativa; os sentimentos de culpa; a temperatura da sala; o arejamento; a qualificação das propostas em diversos âmbitos; os tipos de olhares entre as pessoas participantes; as posturas e as disposições corporais

---

[5] Esta seção é uma revisão atualizada de Hoyuelos (2013b).
[6] Ver Irigaray (2008) e as ideias de Maturana em López *et al.* (2003).

proxêmicas[7] (Hall, 2003) e de acolhimento, o jogo dos silêncios (Hoyuelos, 2013a; Torralba, 2001) e das palavras; como pais, mães, meninos e meninas dormiram ou como foi seu café da manhã; as pressões familiares; as expectativas sobre a escola...

Todos esses elementos não estão justapostos; compõem uma constelação ou rizoma indissolúvel. Em um rizoma,

> [...] qualquer ponto pode ser conectado com qualquer outro, e assim deve acontecer [...]. Não há pontos ou posições em um rizoma como os que existem em uma estrutura, uma árvore, uma raiz. Só há linhas [...]. É um mapa, e não um decalque. O mapa é aberto, é conectável em todas as suas dimensões, desmontável, reversível, suscetível de receber constantes modificações. Pode ser quebrado, invertido. (Deleuze e Guattari, 1977, p. 16-31)[8]

Na verdade, trata-se de uma cartografia estética, se por estética entendemos, como diz Bateson (1987), ser sensíveis à estrutura que conecta as coisas ou os acontecimentos. É um desafio enxergar as relações antes dos termos a elas relacionados. Como acontece em uma composição artística.[9] Observei,

---

[7] N. da T.: segundo o dicionário Houaiss: 1 estudo das distâncias físicas que as pessoas estabelecem espontaneamente entre si no convívio social, e das variações dessas distâncias de acordo com as condições ambientais e os diversos grupos ou situações sociais e culturais em que se encontram. 2 estudo das manifestações culturais (arquitetônicas, urbanísticas, linguísticas etc.), das tendências ou necessidades de as pessoas distribuírem-se espacialmente de maneira determinada, estabelecendo distâncias entre si.

[8] N. da T.: rizoma é um modelo epistemológico na teoria filosófica desses autores. É a ideia de uma estrutura em que não há partes que sejam subordinadas ou que respeitem uma hierarquia, mas que qualquer elemento presente pode afetar o todo.

[9] Ver, por exemplo, a extraordinária narração que Juan Navarro Baldeweg (2007) faz de "La copa de cristal".

muitas vezes, como algumas crianças são amantes da estética. Há muito pouco tempo, estava visitando em Guecho (Biscaia)[10] uma macroexposição intitulada *Elogio da infância*,[11] com fotografias extraordinárias, algumas delas polêmicas. Na rua, dois meninos conversavam com seriedade:

— Eu faço *taekwondo*. Sou faixa branca.
— Meu tio é profissional. É faixa preta.
— A preta não cai bem.
O outro menino concordou.

Esse relato nos leva a pensar e a sentir, mais uma vez, como a cultura da infância se movimenta por outros valores mais próximos da estética do que da competitividade. Uma cultura de relações imprevisíveis.

Outros falam, com diversos matizes, de interdisciplinaridade (Sánchez Ron, 2011), de paradigma holográfico (Wilber, 1987) ou de ecologia (Severi e Zanelli, 1990). Eu gosto mais de falar em transdisciplinaridade, que é diferente da interdisciplinaridade, pois

> [...] implica que o contato e a cooperação entre as diversas disciplinas tenham lugar, principalmente, quando essas disciplinas acabaram adotando um mesmo método de investigação, ou, para falar de maneira mais geral, o mesmo paradigma. (Bottomore, 1983, p. 11)

A transdisciplinaridade procura uma teoria geral que englobe todas as disciplinas que se interessem pela humanidade,

---
[10] N. da T.: no País Basco, norte da Espanha.
[11] Getxophoto (2012).

buscando uma conjunção do saber. Na transdisciplinaridade, as barreiras entre as disciplinas desaparecem, já que cada uma reconhece – em sua estrutura – o caráter de todas as demais. Trata-se de uma nova teoria da organização que supere a óptica da divisão em disciplinas:

> A interdisciplinaridade forma um campo constituído ou facilmente constituível, visto que conduz a negociações "diplomáticas" com o que já coexiste em um contexto fechado. Por sua vez, a transdisciplinaridade não pode construir seu próprio campo de investigação, sobretudo depois que a problemática e a teoria da auto-organização foram definidas. (Morin e Piatelli, 1983, p. 210)

A transdisciplinaridade pretende criar uma infraestrutura organizativa que leve a vínculos construtivos entre ordem, desordem e organização, que leve a não opor, isolar, desunir, e sim a integrar o uno e o diverso, o antropológico, o biológico, o físico, o sujeito e o objeto.

Essa desejável transdisciplinaridade acarreta uma nova forma de elaboração do conhecimento muito mais criativa que, também, terá repercussão na forma de ver o cérebro (como veremos, de maneira muito mais solidária e com expectativas mais otimistas) em todo o campo da neurociência e das atitudes humanas.

A complexidade, que não se trata de complicação,

> [...] etimologicamente é de origem latina; provém de *complectere*, cuja raiz *plectere* significa "traçar", "enlaçar" [...]. O acréscimo do prefixo

com adiciona o sentido de dualidade de dois elementos opostos que se enlaçam intimamente, mas sem anular sua dualidade. Daí utilizar-se *complectere* tanto para se referir ao combate entre dois guerreiros como ao entrelaçamento de dois amantes [...]. O que é a complexidade? É, à primeira vista, um tecido de constituintes heterogêneos inseparavelmente associados, que apresentam a paradoxal relação de uno e múltiplo. A complexidade é, efetivamente, o tecido de eventos, ações, interações, retroações, determinações, acasos, que constituem nosso mundo fenomênico. Assim é que a complexidade se apresenta com as características perturbadoras da perplexidade, ou seja, do emaranhado, do indissociável, da desordem, da ambiguidade e da incerteza. (Morin, Roger e Domingo, 2002, p. 40)

1.3 A filosofia da complexidade

A complexidade supõe um tipo de ética, de estética e de política. É uma escolha, uma forma de vida, um possível olhar sobre a realidade e uma forma de entender a escola, sua organização, a educação e a profissão.

A filosofia da complexidade foi desenvolvida por diversos autores (Maturana, Varela, Prigogine, Thom, Ceruti, Laszlo, von Foerster, Hofstadter etc.). Qualquer leitor curioso pode encontrar diversas obras desses escritores, com as quais pode aprofundar-se em diversos aspectos das teorias da complexidade a partir de diferentes campos culturais.

Nós, para elucidar o conceito de complexidade, recorreremos a um escritor que consideramos fundamental, Edgar Morin.[12] Esse ensaísta francês, sociólogo contemporâneo e criador – entre outros – do denominado *pensamento complexo*, é fundamental para entender as teorias da complexidade. Assim, a ele apelamos para explicar – brevemente – o que entendemos por complexidade.

Morin nos propõe a complexidade como uma possibilidade para não simplificar:

> [a complexidade] surge ali onde se perdem as distinções e as claridades nas identidades e nas casualidades; ali onde as desordens e as incertezas perturbam os fenômenos; ali onde o sujeito-observador descobre seu próprio rosto no objeto de sua observação, ali onde as antinomias fazem divagar o curso do pensamento. (Morin, 1987, p. 425)

A complexidade nos permite uma análise constante do todo e das partes, das relações circulares e recíprocas, da união de elementos complementares; a procura de uma nova inteligibilidade dos fenômenos sem reducionismos. A complexidade nos torna sensíveis a evidências adormecidas:

> [...] a impossibilidade de expulsar a incerteza do conhecimento [...]. A complexidade é um progresso de conhecimento que traz o desconhecido e o mistério. O mistério não é somente

---

[12] Considero que Edgar Morin é um autor básico que, além disso, tem uma preocupação por mudar ou reformar os sistemas educativos imperantes. Ver, nesse sentido, Morin (2001a, 2010, 2011).

> privativo; ele nos libera de toda racionalização delirante que pretende reduzir o real à ideia, e nos traz, em forma de poesia, a mensagem do inconcebível. (Morin, 1987, p. 431-432)

Acima de tudo, a aceitação do desafio da complexidade nos sugere ser mais humildes e conscientes em relação aos limites de nosso conhecimento. Pelo menos, em três sentidos.

1.3.1 Primeiro:[13] perguntas e incertezas

A complexidade está relacionada ao ato de reconhecer que, quando trabalhamos com crianças, devemos admitir a beleza da incerteza. Como dizia Malaguzzi, cada criança que nasce é um ponto de interrogação. Ou, como expressa Bustelo (2007), "[...] as crianças são os principiantes do impossível".

Não podemos explicar e conhecer cada menino ou menina em todas as suas facetas. Seria não compreender a beleza de sua natureza intangível. Manena Vilanova nos fala de como estar com o outro

> [...] implica pôr em risco a certeza para assumir a dúvida. Duvidar para sentir, e não para comprovar [...]. Recorrer à margem para acariciar o outro, debruçar-se no abismo para escutar o eco do vazio, porque as convicções são profundos vazios sem explicações que dão sentido à vida. (Vilanova, 2014, p. 68)

---

[13] Não primeiro em sentido de importância, mas como uma forma de ordenar a narrativa.

Lembro-me,[14] como relato significativo, de que, depois de observar a brincadeira espontânea de algumas crianças de cinco anos, perguntei a uma das meninas que participavam da brincadeira sobre o mistério de por que as meninas tinham brincado com bonecas e os meninos, não. Aquela menina me deu uma das lições mais importantes da minha vida: "É verdade que esses meninos não brincam com bonecas. Não sei por que, mas não podemos saber tudo", comentou com grande sabedoria.

Como diz Vilanova (2014, p. 139),

> [...] a visão do professor procura uma interpretação cheia de explicações, procura quebrar o encanto do absurdo para transformá-lo no conteúdo teórico sobre as ações humanas.

Hoje, abalados pela crueldade dos mercados, pelo prêmio de risco e por certas políticas neoliberais, parece que quase ninguém podia antecipar a atual crise nem as consequências da recessão. A chamada ciência econômica se mostra incapaz de resolver os enigmas atuais.

> Afinal de contas, é preciso lembrar que a ciência econômica não é uma ciência exata, e sim social, que, embora utilize modelos desenvolvidos na matemática e na física, não tem como fim as regularidades da matéria, mas o comportamento humano que pode ser (quase ou às vezes) irracional ou incerto, o que significa que não permite oferecer muitas certezas, sendo as conclusões confiáveis e definitivas mais exceção do que regra. (Sánchez Ron, 2001, p. 134)

---
[14] Ver Hoyuelos em Mercedes Civarolo (2011).

Trabalhar no cotidiano da escola infantil supõe, como diz Morin, entrar em um oceano de incertezas com alguns arquipélagos de certezas. É uma ocasião para indagarmos a nós mesmos. Não podemos educar sem nos indagarmos, pois, com isso, iniciamos um processo de compreensão, ou seja, um processo em que formulamos algumas perguntas prévias que são uma série de estratégias para compreender o fenômeno que buscamos explicar. Essas perguntas dispõem, por sua vez, uma nova forma de perguntar mais além do que sabemos, para gerar novas relações que extrapolam os conhecimentos prévios. As perguntas, sobretudo quando trabalhamos em grupo, geram novos âmbitos de discussão – como sujeição à ação solidária dos colegas – que implica um novo léxico e a possibilidade de propagar um novo conhecimento.

Sabemos, desde Heidegger (1975, 1989), que é necessário desenvolver e aprofundar o ato de fazer indagações, de modo a encontrar a forma de perguntar pela essência de algo. É necessário fazer as perguntas fundamentais que demandem, adequadamente, os fundamentos das questões que queremos descobrir ou com as quais podemos "*ver através*" das próprias perguntas. As perguntas são uma espécie de óculos que nos permitem enxergar de determinada maneira, compreender em determinado sentido, a partir de um ponto de vista. Heidegger (1989, p. 16) fala de "dirigir a visão", "compreender", "selecionar" e ter "acesso" como modos de conduzir constitutivos do ato de perguntar. Perguntar como indagar, buscar ou investigar.

> Todo perguntar é um buscar. Todo buscar tem sua direção prévia que lhe vem do buscado. Perguntar é buscar conhecer "o que é"

> e "como é" um ente. O buscar esse conhecer pode se tornar um "investigar" ou colocar em liberdade e determinar aquilo por que se pergunta. O perguntar tem, enquanto "perguntar por...", seu aquilo de que se pergunta. Todo "perguntar por..." é, de algum modo, "perguntar a...". Ao perguntar é inerente, além daquilo de que se pergunta, um aquilo a que se pergunta [...] O peculiar deste [perguntar] reside em que o perguntar "vê através" de si desde o primeiro momento em todas as direções dos mencionados caracteres constitutivos da pergunta mesma. (Heidegger, 1989, p. 14)

Qualquer projeto que conduzamos na escola infantil deve conter perguntas. Indagações que, de alguma maneira, guiem nossa forma de nos aproximarmos da compreensão do tema que desejamos investigar. São dúvidas ou indagações que, em parte, apenas procuram alguma resposta. Dizemos apenas "em parte", porque aceitamos que muitas das incógnitas só encontram outras indagações. São perguntas generativas de outras. E aceitamos que as respostas apenas são temporárias, novos preconceitos para revisar e encontrar novos sentidos, novas conexões sucessivas às que não exigimos que sejam verdadeiras, apenas que sejam aceitáveis.

Humberto Maturana se pergunta o que é uma resposta aceitável e como é possível saber de que modo se obtém a resposta a tal pergunta.

> Como reconhecer uma resposta adequada se a pessoa não sabe de antemão qual é? Nós, cientistas, temos um procedimento: as respostas científicas, ou seja, as respostas aceitáveis para

os cientistas, devem consistir na proposição de mecanismos (sistemas concretos ou conceituais) que, em sua operação (funcionamento), geram todos os fenômenos envolvidos na pergunta. Se o mecanismo proposto como resposta a uma pergunta não satisfaz essa condição, não é adequado e deve ser trocado, ou a pergunta reformulada. Ou seja, as respostas científicas são generativas. (Maturana, 1997a, p. 4)

Temos que ser conscientes de que a decisão sobre quais perguntas nos fazemos, mesmo sem fechar os meandros da investigação, pode nos levar a diversas interpretações. São como pistas iniciais que um detetive obtém. Perguntas que não podemos separar de um contexto emocional, afetivo, cognitivo e social que nos une com o sujeito da observação (falarei disso mais adiante). As perguntas configuram uma estratégia de aproximação ou uma forma de encarar a investigação que não é previsível.

Maturana (1994) distingue as perguntas banais, ou acessórias, das perguntas não banais, qualificadas, que têm uma repercussão estrutural na própria reorganização da investigação. As perguntas banais apenas legitimam o que já conhecemos. As perguntas não banais focam os verdadeiros problemas ou questões que queremos entender a partir da incerteza. Elas rompem os preconceitos e fazem avançar epistemologicamente, porque exploram o lugar exato onde podem estar escondidas as respostas que podem ser, ao mesmo tempo, perguntas. Elas resgatam o inédito e trazem luz às áreas de penumbra, sendo conscientes de que cada nova luz provoca uma nova sombra.

> Os fatos não falam por si, é preciso fazê-los falar. Só conseguiremos isso fazendo aos fatos as perguntas adequadas, e, para isso, precisamos deixar primeiro que eles nos interpelem, que nos incomode a sua relativização, causada pela eficaz alteridade do que é alheio, deixando que a especificidade dos êxitos culturais alheios penetre em nosso interior, questionando nosso mundo até o que tem de mais profundo. (Sanmartín, 2003, p. 84)

Perguntarmos de modo adequado implica assumir o desafio de San Juan de la Cruz: "Para alcançar o ponto que não conheces, deves tomar o caminho que não conheces"; a subversão de Rilke: "Tente amar as próprias perguntas. Não busque as respostas que não lhe podem ser dadas, porque não as poderia viver. Viva agora as perguntas. Quiçá, logo, pouco a pouco, sem se dar conta, viverá um dia, distante, em que entrará na resposta"; a poética de Valéry: "A Poesia se forma ou se comunica no abandono mais puro ou na espera mais profunda. Sabemos que, com bastante frequência, ocorre que a solução desejada nos chega depois de um tempo de desinteresse do problema, e como recompensa da liberdade dada a nosso espírito"; o desafio de Edgar Morin: "Muitas buscas da verdade terminam com a resposta desejada de antemão. A verdadeira busca encontra, na maioria das vezes, uma coisa diferente do que se buscava"; a sugestão de Bachelard: "Há que ir pelo lado [...] em que a razão gosta de estar em perigo"; ou a metáfora de Wittgenstein: "É preciso que, incessantemente, eu me submerja nas águas da dúvida".

Voltando ao projeto citado, sobre o *tempo de acolhida*, e, em particular, ao grupo de lactentes, são muitas as perguntas que nos surgem: Como recebermos, cada dia, os meninos e as meninas que vêm nos braços de seus pais? A que altura nos colocarmos em relação às crianças? Quando devemos avançar nossos braços para pegá-las? Onde temos que nos situar no espaço, e onde e como têm que se colocar pais e mães? Como podemos entrar em contato com as crianças sem estimulá-las? Como acompanhar seu choro? Como reconhecer a linguagem das lágrimas? Como dialogar por meio do olhar e com que tipo de olhar? Qual é a postura corporal, como uma dança coreográfica, que facilita a relação vincular com cada criança? Que importância têm o silêncio, a palavra e as *cem linguagens* nesse processo? Como cada ação de cada membro da dupla educativa se converte em elemento complementar? Como selecionar os materiais para criar um entorno ótimo para cada criança? Como oferecer objetos às crianças sem ser invasivo? Como, onde e quando falar com as famílias? O que e como comunicar a elas? Quando e como dizer a um pai ou a uma mãe que pode sair da sala? Quem deve dizê-lo?

1.3.2 Segundo: subjetividade, objetividade e intersubjetividade

A complexidade diz respeito a descobrir, como propõem certas correntes pós-modernistas, que, quando observamos o mundo, existe um certo relativismo interpretativo, ou, melhor dizendo, como propõe Lather (1991, p. 17), trata-se de "[...] conhecimentos parciais, localizáveis e críticos". O relativismo, na verdade,

> [...] é um termo que induz a erro e que se emprega mais com a intenção de despertar uma maior ansiedade do que de alcançar uma melhor compreensão das coisas. Nós preferimos falar de pessoas que procuram modos de viver em um mundo que é desordenado e ambíguo, ou complexo e rico em diversidade, o qual inclui a procura de formas de compreender e opinar sobre questões complexas, como pode ser a pedagogia da primeira infância. (Dahlberg, Moss e Pence, 2005, p. 189)

Como assinala Bradley (1992), em *Concepciones de la infancia* [*Concepções da infância*, em tradução livre], poucos comportamentos infantis são de interpretação inequívoca.

Quase sempre, tenho a sorte de trabalhar na prática com grupos de profissionais com as quais posso analisar e refletir sobre as observações que realizamos conjuntamente. É muito interessante descobrir que temos diversas interpretações subjetivas sobre o que vemos. Lembro-me da história de Ion, de 26 meses, que se negava a se sentar na bacia do banheiro para fazer xixi ou cocô. Uma das educadoras comentava que ela pensava, segundo sua observação, que o menino, ao entrar no banheiro, sentia-se intimidado porque não havia um espaço privado, com apenas um vaso sanitário (uma vez que há seis juntos, visíveis, no mesmo banheiro). Essa falta de privacidade impedia que o menino tivesse tranquilidade para urinar. A segunda colega, que constituía a dupla educativa com a primeira, pensava, ao contrário, que o menino ainda não tinha construído um adequado vínculo ou apego com as educadoras, e que essa circunstância impedia que ele estivesse relaxado para poder fazer suas necessidades em qualquer momento do dia. Eu, que tenho certa deformação artística, acreditava – recordando certa obra dadaísta de Marcel Duchamp – que, talvez, a forma ergonômica e escultórica do mictório não oferecia a esse menino uma adequada experiência estética. Nossa colega, auxiliar de limpeza, também pensava que podia ser que a frialdade da louça do mictório fazia o menino se recusar a se sentar ali. Embora, talvez, o mais lúcido fosse seu avô, quando, lembro-me, soltou com determinação: "Vocês perguntaram se ele tem vontade de urinar?".

Aqui, surge a eterna discussão sobre se há um mundo ou uma realidade preexistente a nós ou se é uma construção particular de nossa maneira de olhar o mundo. O pós-modernismo, a hermenêutica, o estruturalismo e a cultura *pop*[15] apregoam a inexistência de um conhecimento absoluto e de uma realidade absoluta que esteja "aí fora" para ser descoberta.

> Muito pelo contrário, o mundo e o nosso conhecimento são considerados como algo construído socialmente, e todos os seres humanos somos participantes nesse processo, implicados com outros em uma criação de sentido, mais do que em uma busca de verdade [objetiva]. (Dahlberg, Moss e Pence, 2005, p. 45)

A ciência histórica pode nos parecer um exemplo fidedigno de objetividade. Mas, recentemente, por exemplo, veio à tona a polêmica sobre o *Diccionario Biográfico Español*, editado pela Real Academia de la Historia (RAH), a propósito da

---

[15] Ver, por exemplo, guardadas muitas diferenças, as filosofias de Foucault, Lacan, Deleuze, Lyotard, Derrida, Althusser, Marcuse, Horkheimer, Adorno, ou as obras arquitetônicas de Venturi, Ghery, Rossi, Grassi, Graves e Moore.

biografia de Franco, que evita usar os termos "ditadura" ou "ditador", e que não dedica uma palavra sequer à fase de autarquia e às origens sangrentas de seu regime; além disso, em várias entradas se denomina a disputa de 1936-1939 como "levante nacional", "guerra de libertação" e, ainda, "verdadeira cruzada". O historiador Luis Suárez qualifica Franco como "um general destemido e católico que participou em um golpe de Estado contra um Governo caótico".

O mesmo ocorre em diversas sentenças (ver a Lei do Matrimônio Homossexual, a Lei do Aborto, o estatuto da Catalunha, o caso Camps[16] ou a legalização constitucional de Sortu,[17] antes não legalizado pelo Supremo) de todos os tribunais (Supremo, Audiência Nacional, Tribunais Superiores de Justiça ou o Constitucional). Aparecem, vez ou outra, votos pessoais ou orientações segundo quem redige a sentença. Parece que deveria existir unanimidade, porque a lei é uma, mas, por sua vez, as interpretações são múltiplas. Como quando são dadas cifras tão díspares na ida a manifestações ("Em Barcelona, 20 mil manifestantes, segundo o [Ministério do] Interior; 75 mil, segundo o conselho municipal", dizia uma manchete). Hoje, leio no jornal que ingressam menos professores (pelos trágicos cortes econômicos) nas salas de aula: 20 mil, segundo a Administração; 80 mil, segundo os sindicatos. Uma diferença de 60 mil docentes que entram no campo do limbo interpretativo ou, como diria Paul Watzlawick (Watzlawick *et al.*, 1988), uma realidade sempre inventada.

---

16 N. do E.: refere-se a Francisco Camps, político espanhol implicado em caso de corrupção.
17 N. do E.: partido político espanhol de esquerda, atuante nas comunidades autônomas do País Basco e de Navarra.

O biólogo Humberto Maturana (2002) fala de uma objetividade entre parênteses, como se a realidade estivesse submetida, em seu conhecimento científico, a uma certa interpretação. Sou consciente das duras críticas que alguns, como Ulises Granda, fizeram contra o relativismo que suscita o pós-modernismo e que

> [...] confunde fatos (o que ocorre no mundo exterior e é independente de nós, como o fato de que a Terra gira em torno do Sol) com *crenças* (aquilo que, por carecer de provas suficientes, é deixado ao acaso da interpretação ou da fé de cada um). (Granda, 2010, p. 698)

Também no campo educativo, há alguns cientistas sociais que falam de não confundir as evidências com as ocorrências.

Edgar Morin, como quase sempre ocorre, nos tira desse lamaçal ao afirmar[18] que o pós-modernismo identificou a ciência com o cientificismo positivista. O pensador francês, mais uma vez, propõe-nos não simplificar o problema e não falar da objetividade mediante a exclusão da subjetividade. Sem subjetividade não há constituição de objetividade.

> A referência e a apelação ao sujeito, longe de constituir uma renúncia à objetividade, constituem uma condição para ela. Dar pleno uso à subjetividade é dar pleno uso, também, às qualidades da objetivação. (Morin, 1980, p. 347)

A objetividade exige uma comunicação intersubjetiva entre os observadores.

---

[18] Sigo o extraordinário trabalho de Solana (2000) sobre a antropologia complexa de Edgar Morin.

> Desse modo, a objetividade, que é o elemento primeiro e fundador da verdade e da validade das teorias científicas, pode ser considerada, ao mesmo tempo, como o último produto de um consenso sociocultural e histórico da comunidade/sociedade científica. Como Popper destacou, a objetividade dos enunciados científicos reside, na verdade, no fato de que podem ser intersubjetivamente submetidos a prova. A objetividade tem uma indefectível dimensão de construção intersubjetiva, razão pela qual não exclui o sujeito humano socioculturalmente situado; não emerge mediante a supressão da subjetividade, dissociando e isolando sujeito e objeto, mas se constitui no circuito dialógico[19] entre ambos. (Solana, 2000, p. 500-501)

Essas premissas nos dão pistas de como enfrentar e construir uma identidade complexa da escola infantil. Até não muito tempo atrás, as narrativas subjetivas tinham sido evitadas na chamada investigação científica educativa ou formalista e, também, na ciência psicológica.

> Segundo essa visão formalista, a investigação implica sempre submeter os dados a um modelo teórico prévio e alheio, de tal maneira que quem investiga não está autorizado a ter uma perspectiva própria do que estuda, não pode se deixar surpreender pelo que observa, não pode se encontrar com o inesperado, não pode descobrir o que não já esteja, de alguma maneira, antecipado ou previsto no modelo. (Contreras e Pérez de Lara, 2010, p. 16)

---

[19] Posteriormente, falaremos do princípio dialógico.

Hoje, surgem investigações que recolhem – a partir da escuta do outro como alteridade – as narrações ou relatos das experiências práticas que vivem as educadoras ou professoras, em primeira pessoa, como valor da própria experiência educativa. Em um trabalho intitulado *Llegadas* [*Chegadas*, em tradução livre], um documento audiovisual produzido na Escola Infantil Municipal La Milagrosa, em Pamplona, e que acompanha os primeiros dias de curso de um menino de 10 meses e de uma menina de 9 meses, as educadoras e os familiares narram sua forma de viver o processo, suas emoções, suas dúvidas, seus sentimentos... O importante de qualquer experiência vivida em grupo na escola infantil é que cada narração subjetiva se transforme em intersubjetiva, e seja submetida à interpretação de outras pessoas. Tal ato evita criar narrações fechadas em rótulos e estereótipos. Outra questão importante é que as experiências estejam bem documentadas,[20] para podermos ser rigorosos com os dados que podemos olhar de diversos pontos de vista intercambiáveis. A ética da documentação exige tornar públicos os processos que vivemos na escola, para podermos ser confrontados publicamente com outros colegas da própria escola e de outras experiências educativas, e, claro, com os pais. Não se trata de criar documentações para nos *destacarmos* ou para agradarmos a nós mesmos, mas para seguirmos aprendendo com novos olhares. Lembro-me de que, em uma reunião com as famílias da Escola Infantil Mendillorri, em Pamplona, que tínhamos organizado com duas grandes profissionais, Contxa e Graciela, sobre o tema da interação entre os meninos e as meninas, havia uma

---

[20] Para se aprofundar sobre a documentação, ver Hoyuelos (2007, 2012a) e Rinaldi (2011).

documentação em vídeo[21] sobre diversos processos, a qual havíamos preparado para ser analisada com os pais. Contxa tinha escolhido um processo que queria comentar com as famílias. Nesse processo, um menino e uma menina, de 34 e 37 meses de idade, respectivamente, brigam pela posse de um tubo de cartolina. A educadora se aproxima e diz a eles que vai sortear, e que, quem for sorteado, ficará primeiro com o tubo para, depois, deixá-lo para o outro. A alguns pais, pareceu uma boa ideia, que, além disso, podiam replicar em outros lugares; outros mantinham um silêncio eloquente. Era um momento de extraordinária tensão "confrontativa". Ainda me lembro da emoção que me produziu ouvir essa incrível educadora, quando comentou, com transparência, humildade e profissionalismo:

> Tenho mais de 30 anos de trabalho e quero dizer a vocês que, quando vi a cena, me dei conta de que ainda tenho muito que aprender. Não agi de maneira adequada. Quem sou eu para impor às crianças um sorteio que não entendem?! Se vocês prestaram atenção à cena, as duas crianças nem se olham entre si. Olham para mim, para que eu resolva para elas o problema, o que me indica que criei certa dependência que tenho de romper. É importante dar presença às crianças, mas para que elas possam resolver seus problemas com autonomia, olhando uma nos olhos da outra e vendo a si próprias nos olhos da outra. E, além disso, ajo de forma pouco ética porque, ao fazer o sorteio, sei que, se começo por uma criança, a outra é que vai ficar com o material. As crianças não sabem disso, mas eu, sim.

Tudo um exemplo.

---

[21] *Cinema Paradiso. La gramática de la fantasía de las relaciones infantiles.*

1.3.3 Terceiro: quântica e emoções

Falando sobre complexidade, a referência à física quântica torna-se inevitável.[22] Vejamos. Alguns cientistas consideram que há, fora de nós, um universo preexistente e que o observador se encontra separado desse universo por uma grossa chapa de vidro. O mundo quântico, porém, nos ensina que o mero fato de olhar algo tão pequeno como um elétron muda suas propriedades enquanto o estamos observando. Na verdade, falam que cada ato de observação é um ato de participação, de criação, e que a consciência é a autora dessa criação. Essa mudança de paradigma, que revolucionou a forma de pensar, de explorar e de conhecer, implica reconhecer que estamos vinculados, também emocionalmente, ao que vemos e observamos. É muito sugestivo, nesse sentido, o que o prêmio Nobel de 1927, Werner Heisenberg, chama justamente de princípio de incerteza ou de indeterminação. Existe um experimento anterior impressionante, idealizado por Geoffrey Ingram Taylor em 1909, e que, replicado várias vezes, continua sendo tema de controvérsia e incerteza. Esse experimento, conhecido como o da dupla fenda, consiste em projetar objetos como partículas quânticas, por meio de uma barreira com duas pequenas fendas, e medir a forma como são detectados depois de terem atravessado essas fissuras. Foi comprovado que, quando um único elétron em forma de partícula tem de atravessar uma única fenda, nas medições posteriores ele continua sendo uma partícula. Nenhuma surpresa. Contudo, quando esse mesmo elétron tem o dilema de

---
[22] Sigo a narrativa de Braden (2007).

atravessar duas fendas ao mesmo tempo, ele o faz como somente uma onda de energia pode fazê-lo. No entanto, depois de atravessar as fendas, ele tem a identidade de uma partícula. Trata-se de uma *raridade quântica*. Para se comportar assim, o elétron tem que perceber que existe uma segunda abertura. Mas, como ele sabe disso? Segundo todos os indícios, é a consciência do observador que determina o rumo do elétron. Na verdade, nossa forma de atenção e de observação contamina o observado.

Todos temos ouvido falar das profecias que se autorrealizam e do efeito Pigmaleão[23], pelos quais sabemos que nossas emoções, nossas convicções e nossos preconceitos contaminam a própria observação e a própria atuação profissional. Até quatro anos atrás, eu não conseguia suportar bem o choro de crianças, e não fui capaz de documentar isso adequadamente. Era uma espécie de maldição a ser destruída. Agora, vivo tudo com certa serenidade, mas só depois de ter feito as pazes com meu próprio choro e com minhas emoções de tristeza. Hoje, posso perceber a *beleza estética* das lágrimas. Ontem, acompanhei o choro de um menino de 10 meses em uma escola infantil. Ele estava há 1 hora e 50 minutos chorando nos braços de minha colega (que o acompanhava com muita serenidade profissional) quando o peguei em meus braços, com sua permissão. Primeiro, eu me concentrei na minha respiração e vi que era adequadamente diafragmática. Comecei a observá-lo e a tratar de "acompanhar seu sentimento". Descobri a linguagem de seu choro: com a boca fechada, aberta ou entreaberta, com o lábio tremendo,

---

23 N. do E.: na psicologia, o fenômeno em que a *performance* de alguém é afetada pelas expectativas de terceiros. Também conhecido como efeito Rosenthal.

com uma diferente potência, intensidade e intermitência; também descobri diversos choros de impotência, de frustração, de cansaço, de angústia, de explosão, de desespero e, em alguns breves momentos, de serenidade. Após uns 45 minutos, comecei a pensar que seu choro também poderia ser um desabafo[24] e que era, para ele, uma oportunidade de poder expressar isso comigo. Nesse momento, relaxei mais. Ele permitiu carícias nas costas e nos pés, foi relaxando em meu colo e pôde dormir com certo sossego. Também é verdade que ele estava muito cansado. Não sei o que acontecerá amanhã, nem posso antecipar. Não sei como ele se sentirá, nem como eu me sentirei. No momento, vivo com o prazer do presente.

A complexidade de nossa profissão exige, também, que revisemos nossas formas de pensar e nossas convivências emocionais.

1.4 Complexidade, projeto, propostas e estratégias

Falando de complexidade, não posso evitar de fazer uma crítica à educação (ou, melhor dizendo, à instrução) baseada no programa escolar e em uma ideia de currículo obrigatório para o alunado.

Começarei citando algumas palavras de Hermann Hesse e de Ryszard Kapuscinski, um escritor e um jornalista que, aparentemente, pouco têm a ver com o mundo educativo.

---

[24] Chamo choro de desabafo porque não é expressão de um mal-estar presente, mas de um desassossego acumulado em outro momento e que, por diversas circunstâncias, não pôde ser expressado.

> Quando alguém busca – disse Siddharta –, pode acontecer que seus olhos vejam apenas aquilo que anda buscando, e já não consegue encontrar nada, nem se torna receptivo a nada, porque só pensa no que busca, porque tem um objetivo e se encontra possuído por ele. Buscar significa ter um objetivo, mas encontrar significa ser livre, estar aberto, carecer de objetivos. Você, honorável, talvez seja mesmo um buscador, pois, ao perseguir seu objetivo, não vê muitas coisas que estão diante de seus olhos. (Hesse, 2006, p. 194-195)

> Vim a Kumasi[25] sem objetivo algum. Em geral, acredita-se que ter um objetivo estipulado é algo bom: que a pessoa sabe o que quer e persegue isso; em contrapartida, tal situação impõe umas viseiras, como a do cavalo: vê única e exclusivamente seu objetivo, e nada mais. E ocorre, ao contrário, que o que está mais para lá, o que sai do limite imposto em amplitude e em profundidade, pode ser muito mais interessante e importante. Afinal de contas, entrar em um mundo diferente significa penetrar em um mistério, e esse mistério pode guardar muitos labirintos e curvas, tantos enigmas e incógnitas! (Kapuscinski, 2007b, p. 31)

O conceito de programa e de currículo[26] que rejeito, com base na filosofia da complexidade, é aquele que define o programa como um

> Plano, definido em seus detalhes, de algo que tem de acontecer para que se possa conseguir certo resultado para uma realidade *finalística*, para conseguir

---

[25] N. do E.: segunda maior cidade de Gana, na África ocidental.
[26] Essas ideias estão desenvolvidas em Hoyuelos (2004a).

um objetivo mediante determinados passos sobre os quais se tem um conhecimento *a priori*, que será tanto mais profundo quanto mais eficaz tenha sido o trabalho de quem preparou o programa. (Menozzi *apud* Fornasa, Tanzi e Vanni, 1989)

Portanto, o programa é um caminho prefixado que pretende obter um resultado. Nesse sentido, ele é profético e, em consequência, tem um caráter finalista. Estipula alguns objetivos que busca alcançar por meio de determinados passos estabelecidos *a priori*. O professor – nesse caso – situa-se como um controlador externo da situação linear e sequenciada das etapas e dos objetivos. Dedica-se a corrigir o erro. Assim, o conteúdo de tal programa se estrutura em unidades de trabalho, cujas aquisições são verificáveis a partir do que é exterior.

Segundo Gimeno e Pérez (1992), no programa, vê-se o aluno como um ser reprodutor de algumas metas predefinidas, em um processo educativo passivo que está mais atento à assimilação homogeneizadora do alunado do que à elaboração criativa da aprendizagem, já que esquece sua idiossincrasia. No programa, os conteúdos são reprodutores e estabelecidos à margem da experiência pessoal e social, e o que importa são a eficácia e o rendimento. No programa, o importante são o utilitarismo e a rotina asseguradora.

Malaguzzi[27] (e a experiência educativa reggiana), o pedagogo que – a meu ver – mais se aprofundou nas possibilidades do projeto com base em uma filosofia da complexidade, estabelece com precisão a diferença entre programa e estratégia (mais ligada à ideia de projeto). A capacidade estratégica leva em conta os

---

[27] Ver Hoyuelos (2004a).

processos que a criança constrói ao aprender e liberta o sujeito do predeterminismo produzido pelo programa. A estratégia se move no terreno da incerteza e, portanto, do provável. Esses elementos conferem a ela uma virtuosidade energética para que o sujeito possa se desenvolver. A incerteza é uma força capaz de problematizar, de dar esperança e de construir conhecimentos pertinentes. A incerteza é o motor do conhecimento. As leis seguras, imperativas e onipotentes, que pretendem fazer da vida humana uma ciência universal de conteúdos previsíveis, podem criar uma violência contra a natureza de cada ser humano.

> O programa constitui uma organização predeterminada da ação. A estratégia encontra recursos e rodeios, realiza inversões e desvios. O programa efetua a repetição do mesmo no mesmo, ou seja, precisa de condições estáveis para sua execução. A estratégia é aberta, evolutiva, encara o imprevisto, o novo. O programa não improvisa nem inova. A estratégia improvisa e inova. O programa, sozinho, pode experimentar uma dose pequena e superficial de acaso e de obstáculos em seu desenvolvimento. A estratégia se desdobra em situações aleatórias, utiliza sorte/azar, o obstáculo, a diversidade para atingir seus fins. O programa pode tolerar apenas uma dose pequena e superficial dos erros em seu funcionamento. A estratégia tira proveito de seus erros [...] A estratégia não apenas não necessita de controle e vigilância, e sim, a todo momento, de competência, iniciativa, decisão e reflexão. O método é obra de um ser inteligente que ensaia estratégias para responder a incertezas [...] O método é o que ensina a aprender. (Morin, Roger e Domingo, 2002, p. 25)

A estratégia, que se aproveita dialogicamente das possibilidades do programa em uma nova interpretação circular, é uma aventura, em parte, prevista e, em parte, não prevista nem absolutamente previsível. Estratégia e programa são uma dupla de conceitos distintos e complementares que se necessitam mutuamente, sempre que o programa não anule as possibilidades criativas da estratégia projetual.

> A estratégia, como o programa, comporta o desencadeamento de sequências de operações coordenadas. Diferentemente do programa, porém, ela não apenas é fundada nas decisões iniciais de desencadeamento, como também em decisões posteriores, tomadas conforme a evolução da situação, o que pode implicar mudanças na cadeia de operações, inclusive na natureza das operações previstas. Em outras palavras, a estratégia se constrói, se descontrói, se reconstrói em função dos eventos, dos riscos, dos contraefeitos, das reações que perturbam a ação em jogo. A estratégia incorpora a incerteza no modo de conduzir a ação. Ou seja, que a estratégia precisa de competência e iniciativa [...]. Programa e estratégia chamam um ao outro. A complexificação dos programas, longe de eliminar toda estratégia, multiplica as possibilidades de suspender o programa em benefício de uma iniciativa estratégica; prevê e pré-organiza as condições da passagem para a estratégia. O desenvolvimento de estratégias, longe de suprimir os programas, aumenta as chances de utilizar sequências programadas, que poupam energia, tempo, atenções e permitem o pleno emprego das competências estratégicas nos pontos e nos momentos decisivos. Apesar disso, a noção de estratégia continua sendo mais rica, ampla e fundamental que a de programa. (Morin, 1983, p. 263-266)

Os programas[28] idealizam atividades simples. É clássico o exemplo das malditas fichas escolares que ordenam às crianças, absurdamente, que coloquem quatro etiquetas vermelhas dentro de um círculo e três verdes dentro de um quadrado. E, em seguida, atrevem-se a avaliá-los. O projeto (e as propostas que oferecemos às crianças) "constitui sempre uma busca de algo que se desconhece de antemão, ou uma exploração de um território estranho [...] é um ato de espera, de escuta e de diálogo" (Pallasmaa, 2012, p. 124-125). Se falamos de complexidade, também as propostas (que deveriam ser retroalimentações) que oferecemos devem ser planificadas, pensadas e refletidas esteticamente, complexas e divergentes, com possíveis relações inesperadas, abertas, que esperem o inesperado. Tenho a sorte de viver essa magia cada dia na escola. Lembro-me, por exemplo, de uma sessão de jogo heurístico realizada em um ateliê de uma escola infantil, na qual havia diversos tapetes com material não estruturado (bastões e argolas de madeira, pedaços de tubos de borracha transparentes, cortiças, borrachas de encanamento, cotovelos de PVC, tampas metálicas e cones de tecer). Era provável que os seis meninos e meninas de 26 a 30 meses realizassem processos de classificações, seriações, medidas. O que nunca podíamos imaginar é que um menino (depois seguido por outros) entrasse debaixo de um dos tapetes e começasse a se enrolar, transformando o tapete em um tubo que acolhia seu corpo. A partir desse momento, a sessão se transformou em uma dança corporal – a modo de *Body Art* ou de *Performance* – entre algumas crianças e os tapetes, que ganhavam formas tridimensionais dinâmicas. Por

---

[28] Ver, também, Rinaldi (2011, p. 65-71).

último, o menino enrolou parte do material em um dos tapetes, criando uma espécie de escultura de relações estéticas surpreendentes. Uma menina permaneceu à *margem,* observando. Com um caráter *programático,* teríamos obrigado (em forma de estímulo ou motivação) a menina a entrar na atividade. O projeto também respeita essas crianças que, não sendo os atores principais, ficam nos "cantos" olhando; já estão dentro. Agora também conhecemos a beleza e a complexidade dos neurônios-espelho (Iacoboni, 2008; Rizzolatti e Sinigaglia, 2006), que nos levam a respeitar, com sensibilidade, os complexos sistemas neuronais que se ativam por meio da observação das ações dos outros.

Exemplos como esse surgem apenas se abraçamos a beleza da incerteza implícita no trabalho com as crianças. E, além disso, digo por experiência (abandonei o uso dos programas por tédio), é mais divertido e arriscado: como diria Assman (2002, 2005), um gozo e um prazer que não estão dissociados do esforço criativo. A complexidade das propostas e o projeto são respeitosos com as competências não previstas da infância; nesse sentido, movimentam-se no terreno de uma ética da compreensão, da empatia, da curiosidade e do amor.

1.5 A complexidade cerebral

O ano de 2012 foi declarado Ano Internacional da Neurociência. Eu era um assíduo espectador do programa *Redes,* de Eduardo Punset.[29] Sinto muita pena que tenha acabado. Cada vez que falava de temas neurológicos, eu ficava fascinado pelas

---
[29] Ver, também, Punset (2007, 2011).

diversas descobertas apresentadas. Lembro-me, em especial, das entrevistas com Llinás, Ledoux, Damasio, Nobre e Iacoboni. Todos falam de como existe um impacto neuronal da experiência individual e de como podemos transformar nosso cérebro.

O cérebro constitui 2% do peso corporal, mas consome 20% de energia. Ao nascer, o cérebro da criança contém 100 bilhões de neurônios e é capaz de produzir um milhão de sinapses por segundo. Também há mais de um trilhão de células neurogliais que pouco sabemos como funcionam. O maior desenvolvimento cerebral se produz depois do nascimento. Durante o primeiro ano e meio de vida é quando o cérebro cresce mais rapidamente e pode ser afetado se não forem proporcionadas ao bebê condições e experiências adequadas para seu desenvolvimento. Na verdade, as primeiras experiências pessoais de intercâmbio com o próximo parecem básicas para um adequado desenvolvimento neuronal. Em particular, essas experiências potencializam o desenvolvimento do córtex orbitofrontal, que é o que nos possibilita uma rede mais rica em interconexões e em complexidade.

O cérebro precisa da interação contínua com o mundo exterior para seu desenvolvimento. A complexidade[30] (não a complicação) das experiências favorece a complexidade com que se conectam e se comunicam os neurônios. O cérebro humano está preparado para buscar e abordar o inesperado, o novo, o inusitado. Essa novidade aumenta a atividade cortical, favorece as conexões sinápticas e a importante produção de neurotrofinas.

A arquitetura cerebral nunca se encontra separada de outros sistemas (e, fundamentalmente, do sistema endócrino, que se

---

[30] Ver Peralta (2005).

encarrega de produzir algumas substâncias químicas chamadas de hormônios). Todos os indícios falam de um modelo de cérebro integrado, e não compartimentado. Tudo está misturado. Razão e emoção não se encontram separadas. A emoção interfere na razão, e a razão modifica a emoção. As emoções estão na base dos sentimentos, da consciência e dos projetos pessoais e coletivos. As áreas mais evoluídas do córtex cerebral não podem operar independentemente das mais primitivas. Tudo é parte de um processo de *feedback* contínuo. A racionalidade e as decisões sábias mais importantes não podem funcionar adequadamente sem o aparelho que rege a regulação biológica. A emoção e os sentimentos são elementos centrais dessa regulação biológica e geram uma espécie de ponte entre os processos racionais e os não racionais, entre as estruturas corticais e as subcorticais. As emoções – que não são reflexos genéticos – dependem de uma emaranhada cadeia de sistemas que devem ser orquestrados simultaneamente. A amígdala, curiosamente situada no lóbulo temporal; uma parte do lóbulo frontal denominada córtex pré-frontal ventromedial; outra região frontal situada na área motriz suplementar e cingulada; o hipotálamo; o tronco cerebral ou o bulbo raquidiano são algumas das áreas cerebrais envolvidas no desencadeamento de uma emoção. O importante é que, sozinha, nenhuma dessas áreas pode fazê-lo. A emoção resulta da coparticipação de várias áreas do sistema cerebral. Essa ideia pode nos fazer reconsiderar claramente toda a didática baseada na disjunção das áreas curriculares e de sua hierarquia, baseada em separações feitas por adultos que rompem com a integridade emocional e, por conseguinte, cognitiva da infância, e não apenas da infância.

Dentro do organismo, há muitos sistemas que se comunicam para constituir uma espécie de sinfonia perfeita.

Falando em complexidade, outra das descobertas inesperadas é que dez segundos antes de optar por uma solução, os neurônios já decidiram o tipo de resolução que vamos adotar, sem que saibamos disso. Cada vez se fala mais do valor dos processos cerebrais inconscientes. Não sabemos muito bem a relação entre consciência e inconsciência, mas parece que pensar muito nas coisas pode interferir na decisão correta; que o pensamento sem atenção pode conduzir a boas escolhas. Um novo mistério da complexidade cerebral.

O importante é que qualquer processo responde a uma arquitetura de sistemas complexos que se colocam em funcionamento. Tomemos como exemplo uma emoção básica como o medo,[31] para ver a riqueza de relações que ele gera. Escolho o medo porque é uma emoção primária, capaz de nos paralisar, e é a causa, entre outros processos, da falta de inovação em educação, e porque alguns ou algumas profissionais têm um medo da complexidade dos acontecimentos, que se choca com o atrevimento e a alegria com os quais as crianças encaram as propostas complexas da própria vida. Vejamos. Nos núcleos amigdalinos situados nos lóbulos temporais do cérebro, à altura das orelhas, encontram-se os núcleos da ira e o núcleo central do medo. Sua ativação mobiliza o hipotálamo, que secreta mensageiros químicos e ativa o sistema de alarme do corpo, o sistema nervoso simpático. O hipotálamo, com seus mediadores químicos, ativa as glândulas suprarrenais, que secretam adrenalina, noradrenalina

---

[31] Sigo a extraordinária narrativa de Alonso (2009).

e cortisol. A produção contínua de cortisol interfere com os hipocampos que estão atrás dos núcleos amigdalinos. Os hipocampos são essenciais para registrar qualquer experiência nova, para aprender algo (exceto as destrezas motoras) e para experimentar a alegria de viver. Os elevados níveis de cortisol podem produzir a morte dos neurônios. Essa é a má notícia. A boa é que os neurônios do hipocampo que morrem podem se regenerar a partir das células-mãe procedentes de outras cavidades cerebrais, chamadas ventrículos. Esse é o processo de neurogênese que ocorre se os níveis de cortisol diminuem. Na verdade, somos capazes de gerar entre quinhentos e mil neurônios diários, os quais nos permitem experimentar a alegria. E, como diz Malaguzzi, pegando a provocação de Montaigne, "nada sem alegria", porque, sem alegria, não podemos educar, nem nos educarmos.

É importante reconhecer a complexidade desses processos cerebrais e descobrir os sistemas *interimplicados*.

1.6 O método e os três princípios

Assim como distinguimos entre projeto e programa, é importante distinguir entre metodologia e método.

A complexidade abraça alguns princípios fundamentais que são generativos e estratégicos do próprio método complexo.

Falemos algo do método. Eu gosto de diferenciar método de metodologia. A metodologia didática é um recurso ordenado de passos a seguir para que os meninos e as meninas adquiram uma série de conhecimentos por meio de um processo de ensino-aprendizagem.

O método,[32] em contrapartida, é um ensaio prolongado em um caminho que se constrói ao caminhar. Trata-se de uma viagem, um desafio, uma travessia misteriosa. Uma estratégia que se ensaia para chegar a um final imaginado, insólito, imprevisto e errante. No método, não existem receitas eficazes. Ele emerge onde emerge a incerteza. Surge como um ensaio débil, imperfeito e provisório. Brota durante a experiência para realizar uma nova viagem. É, por definição, um *antimodelo que se estabelece nas relações entre filosofia, arte e ciência.*

Os princípios, entendidos como elementos *estruturantes* de um propósito, são a razão de ser de todo o projeto educativo. "*Principium essendi*, ou princípio do ser, ou o princípio como razão; o *principium cognoscendi*, ou princípio do conhecer" (Ferrater e Mora, 1990, p. 2691). Morin (1985, 1988, 1994, 2002) sintetiza em três princípios[33] o caminho para abordar, como vias, a complexidade do conhecer. Esses três princípios, que se convertem em novas pistas de reflexão, são o princípio dialógico, o recursivo e o hologramático.

1.6.1 O princípio dialógico

A dialógica (Morin, 2003, p. 333) é a união complexa e contraditória entre duas lógicas que, por sua vez, se opõem. Distingue-se da dialética hegeliana, na qual as contradições se superam e se anulam em uma identidade superior, ao passo que, na dialógica, os antagonismos se conservam.

---

[32] O método é, também, a grande obra de Edgar Morin. Ver Morin (2006, seis volumes). Sigo, em particular, as ideias de Morin, Roger e Domingo (2002).
[33] Morin também fala de vias. Ver, sobretudo, Morin (1985).

O princípio dialógico pode ser definido como a associação complexa (complementar/concorrente/antagonista) de instâncias conjuntamente necessárias para a existência, o funcionamento e o desenvolvimento de um fenômeno organizado. (Morin, 1988, p. 109)

Levemos em conta três casos como exemplo.

Genético ou cultural

Muitas vezes, argumentamos se o que vemos nas crianças é genético, adquirido ou cultural. Cultura e genética formam parte de uma dialógica inseparável. Sou da opinião de Morin (*apud* Solana, 2000, p. 486), que defende que não existe natureza humana à margem da cultura. Trata-se de uma retroalimentação recíproca. A natureza humana é, ao mesmo tempo, biológica e cultural. O genético está marcado no cultural que, por sua vez, dá sentido ao genético.

Autonomia ou dependência

Muitas vezes, debatemos se os meninos e as meninas são autônomos ou dependentes. Todos e todas, de qualquer idade, somos autônomos e dependentes. Diz Anna Tardos que a criança é capaz de aprender de forma autônoma, porque realiza ações competentes, aprende a observar, a usar seu corpo de maneira econômica, aprende a aprender de forma competente. Porém, não pode ser competente se não está unida à pessoa adulta da qual, por sua vez, depende; se não tem uma relação profunda com essa pessoa, que lhe dê um sentimento de segurança, que é a base para um estado afetivo de bem-estar (Tardos, 2008a, p. 51).

Nós também precisamos de outras pessoas, com vínculos que nos deem segurança e confiança.

> Não há possibilidade de autonomia sem múltiplas dependências. Nossa autonomia como indivíduos não apenas depende da energia que captamos biologicamente do ecossistema, mas também da informação cultural. São múltiplas as dependências que nos permitem construir nossa organização. (Morin, Roger e Domingo, 2002, p. 31)

Acredito que a questão da autonomia/dependência é um falso problema. Ouço dizer "esta criança é mais autônoma que esta outra", como se se tratasse de uma questão de quantidade, não de processo ou de modo. Ultimamente, estou experimentando eliminar esses termos que tanto confundem. Gosto de falar, cada vez mais, da iniciativa da criança. As iniciativas (Hoffman, 2006), diferentemente das reações condutistas [behavioristas], partem da espontaneidade do próprio bebê. É uma experiência que os bebês procuram com sentido e decisão. Uma criança, por exemplo, quando está mamando, pode decidir deixar de fazê-lo ou continuar fazendo-o em outro ritmo. Como ocorreu hoje, quando vi uma menina de 11 meses que fechava a boca para não comer purê e tomava a iniciativa de voltar a abrir a boca depois de um tempo de descanso. A educadora era dependente desses ritmos e dessas decisões. São as crianças que assumem a responsabilidade de suas iniciativas para agir. Iniciativas que devem ser reconhecidas como o caminho poético que ocupam e pelo qual transitam de modo vital, embora esse caminho não seja nem o esperado, nem o pretendido como desenvolvimento ou aprendizagem para sempre; um futuro tão improvável quanto indomável. Acredito que as crianças têm iniciativa e tenho dificuldade em falar de quantidades, como costuma acontecer com a autonomia. É algo que estou experimentando e que não está fechado. Talvez, quando este livro for publicado, terei mudado de ideia ou terei pensado em algum conceito mais preciso.

Liberdade e limites[34]

Liberdade e limites constituem uma dupla dialógica indissociável. Os dois aspectos são recursivos e antagonistas ao mesmo tempo.

Não podemos crescer saudáveis sem liberdade nem limites ao mesmo tempo. Um termo não se entende sem o outro. Diz Rebeca Wild que a criatividade se dá no limite entre caos e ordem:

> Se não temos nenhuma compreensão sobre a importância que têm os limites na maturação humana, ficam apenas duas opções: ou se volta aos velhos métodos que mendigam obediência, ou a vida com as crianças se torna um estresse insuportável. (Wild, 2006, p. 160)

Cada criança tem uma força interior que a leva a querer explorar tudo com liberdade, mas, ao mesmo tempo, existem limites: os da sua natureza corporal, os das condições físicas do mundo e os limites sociais.

Em um ateliê, lembro-me de Xabier, de 20 meses, que estava explorando a pia com a água. Divertia-se descobrindo as pressões, a forma e a caída da água. Uma experimentação cheia

---
[34] Nesse sentido, é muito interessante o livro de Wild (2006).

de alegria e sentido. O problema, nesse momento, era que a água que espirrava fora formava uma poça que deixava o chão escorregadio e já tinham acontecido algumas quedas. Em novos ateliês, colocamos pisos mais adequados, inclusive com escoadouros para possibilitar maneiras melhores de brincar com a água. Porém, naquele momento, era preciso solucionar o caso. Eu me aproximei dele, coloquei-me à sua altura e lhe disse, olhando nos olhos, que estava vendo sua brincadeira; eu a descrevi e a valorizei. Também lhe expus o problema: "Vejo que você está brincando de uma forma tão divertida com a água, mas ela espirra e cai no chão, que fica escorregadio e perigoso. Eu já caí. Hoje, agora (é importante não colocar normas gerais e fora de contexto), você não pode continuar jogando água no chão (limite), mas pode brincar com a torneira e com a água de muitas formas (possibilidades de liberdade) que você pode inventar".

Minha experiência me diz que, quando explicamos os limites às crianças de modo apropriado, damos a elas adequada presença (que não é o mesmo que estar presentes) e lhes oferecemos, ao mesmo tempo, a norma e as possibilidades; não surgem problemas de convivência, e elas compreendem com naturalidade o significado de suas possibilidades em cada contexto.

No projeto que estamos realizando sobre o tempo de acolhida, há uma menina de 25 meses que está há um mês na escola. Sua mãe, que não está trabalhando fora de casa, a acompanha todos os dias e comentou conosco que decidiu ficar na escola até que a menina aceite que ela se vá. Quando as crianças vão ao banheiro, a mãe também ajuda. Se vão ao refeitório, ao ateliê ou ao pátio, ela também vai. As educadoras dizem que a mãe, embora discreta, tornou-se uma "observadora" permanente, e sentem que, de certo modo, ela pode julgá-las. Além disso, parece que há um problema de incapacidade da mãe em se separar da menina e de gerar frustrações nela.Vemos a menina excessivamente dependente da mãe e sem estabelecer um vínculo adequado com as educadoras. Também comentam que a mãe fala demais com a filha. Quatro pessoas diferentes observaram a situação antes de nos reunirmos para propor uma atuação concreta das educadoras e com a família. A escola infantil deve propor um plano educativo diferente, complementar e dialógico com respeito à educação familiar. Em relação à liberdade e aos limites, consideramos oportuno que a mãe esteja na escola o quanto queira, mas que escolha um lugar onde possa se sentar em uma cadeira alta (para gerar certa distância com a altura e distinguir a disponibilidade das educadoras). Além disso, a mãe não sairá do lugar que escolher. Se é um lugar na sala de aula, ela deve permanecer ali; se é no pátio... O importante é que fique no mesmo lugar e, mais que isso, vamos propor a ela que não fale. Quando as educadoras se deslocarem para outro lugar, as portas permanecerão abertas. A menina tem a liberdade de se mover e de ir, sempre que queira, onde está a mãe. Mas ela não pode exigir da mãe que esta mude de lugar. A menina pode se deslocar por todo o espaço, ir e vir, estar e sair dos espaços em seu ritmo. Esse é um novo projeto que, depois da reunião com a família, vamos experimentar – se os envolvidos aceitarem – essa relação genuína, recíproca e retroalimentadora entre escolhas individuais e normas, entre liberdade e limites, entre delimitações e possibilidades, entre estrutura e organização.

1.6.2 O princípio recursivo

Trata-se da interação retroativa em que os processos são circulares e seus efeitos retroagem sobre suas causas. É a ideia de espiral recursiva utilizada por Morin para definir o processo de retroação reguladora, a fim de conceber a autoprodução e a auto-organização sistêmica.

Quando fazemos uma proposta às crianças, são elas que interpretam e decidem a forma da proposta. Às vezes, quando lhes oferecemos algo (por exemplo, algumas pinturas com papel), ouço: "Vamos ver como elas reagem". Penso que a própria armadilha da linguagem é um indicativo da nossa forma de pensar. E existe muito condutismo barato. Algumas pessoas pensam que a forma da proposta determina, de certo modo, a reação das crianças, ou que elas, sozinhas, são suscetíveis a tais reações. Já mencionei que é importante qualificar a proposta (não é a mesma coisa oferecer um tipo de paleta cromática, ou um papel com textura, ou um papel de tamanho grande, ou uma forma quadrada ou circular). Acredito, prosseguindo com o exemplo das pinturas, que as crianças escutam as possibilidades da matéria enquanto descobrem suas próprias possibilidades nos movimentos que realizam. Observei como deixar marcas em uma superfície implica, entre outros,[35] um prazer motor, sinestésico, visual, sonoro. Os próprios traços, linhas, pontos ou manchas que vão surgindo na superfície do papel supõem uma recursividade *retroalimentadora* sobre o tipo de gestos ou movimentos *qualificantes* da mão. E também temos a Ane, de 20 meses, que pegou o papel branco, colocou-o em

---
[35] Ver Hoyuelos (2002).

cima da cabeça e, arranhando com muito cuidado a superfície do papel, dedicava-se a escutar, como se tivesse inventado uma caixa de ressonância, a diversidade de sons que o movimento de seus dedos sobre o papel produzia. Ela tinha estabelecido entre som e movimentos dos dedos uma circularidade recursiva perfeita.

1.6.3 O princípio hologramático

> O holograma demonstra, pois, a realidade física de um tipo impressionante de organização, na qual o todo está na parte, que está no todo, e na qual a parte poderia ser mais ou menos apta para regenerar o todo. (Morin, 1988, p. 112)

Assim, cada parte tem sua singularidade, mas contém a organização do todo, e é capaz de regenerar essa totalidade.

É verdade que existem alguns parâmetros gerais que podem "medir" a qualidade de uma escola infantil.[36] Sobre isso já se falou bastante. Todavia, também defendo que podemos observar a qualidade nos pequenos gestos que fazemos com as crianças em qualquer momento do dia. Eu gosto de observar e de praticar esses pequenos gestos (como limpamos as melecas do nariz das crianças, como oferecemos a elas um pedaço de pão, como colocamos seu casaco para irem ao pátio, como colocamos a comida no seu prato com uma concha). Nesses pequenos gestos, muitas vezes cheios, como diz Emi Pikler, de *doces violências*, é importante resgatar – como em um holograma – a complexidade de como concebemos nossa relação

---

[36] Ver Azkona e Hoyuelos (2011).

com a infância. Assim, temos que revisar onde está nosso olhar em relação às crianças; a que altura delas está esse olhar; como lhes pedimos permissão para alguma coisa; se levamos em conta a iniciativa, a capacidade de decisão e o ritmo de cada criança; como ajustamos nossos movimentos aos delas; como se mistura o jogo de suas palavras com as nossas etc. Em cada pequena atitude profissional existe uma grande complexidade que não deve ser simplificada pela pressa, pelos descuidos, pelas rotinas...

No momento, estamos fazendo um projeto de ambientação da entrada (que, lembremos, é também a saída) de uma escola infantil. Estamos traçando os painéis que constituirão essa segunda pele documental que fala da própria escola. A entrada tem que acolher e passar uma imagem de infância, de profissional e de escola: uma identidade na forma de entender o projeto educativo. A entrada tem que situar um potencial espectador ou espectadora (mães, pais, meninos, meninas, avós, avôs, visitantes...) em relação a quem somos e a quais são nossos valores. Nesse sentido, a entrada da escola é um holograma perfeito com relação ao que acontece na totalidade da escola.

1.7 Outras nuances da complexidade

Até aqui, expus algumas vias que nos permitem respeitar a complexidade. Há outros aspectos, que exponho a seguir de forma mais sintética e como resumo, que também são nuances dessa complexidade *identificadora* da escola infantil. Baseio-me em Morin, Roger e Domingo (2002, p. 47 e ss.):

- A complexidade é algo que, por definição, é indefinível. Consiste, portanto, em um caminho, um ensaio ou uma estratégia de investigação permanente, na qual os elementos não estão totalmente claros. Dessa maneira, "[...] o pensamento complexo se cria e se recria no mesmo caminhar" (Morin, Roger e Domingo, 2002, p. 48). Por esse motivo, aceita a própria incerteza do conhecimento humano.
- O pensamento complexo não se considera onipotente. É um raciocínio que duvida constantemente, porque busca refletir sobre as múltiplas possibilidades e relações contidas no conhecimento humano, repleto de ambiguidades e imprecisões.
- Dessa maneira, "[...] um pensamento complexo nunca é um pensamento completo" (Morin, Roger e Domingo, 2002, p. 49). É um pensamento multidimensional, que odeia o reducionismo, o saber parcelado, dividido, dicotômico e disjuntivo. Em vez disso, como dizíamos, ama as relações, a complementaridade, o inacabado e o incompleto.
- O pensamento complexo é aquele que deseja aprender constantemente e não acredita que o conhecimento seja um "[...] processo linear, acumulativo, que avança iluminando onde antes existia escuridão, ignorando que, como resultado, toda luz também produz sombras" (Morin, Roger e Domingo, 2002, p. 49-50). Estamos vendo, por exemplo, no que diz respeito ao choro no projeto sobre o tempo de acolhida, que as crianças não seguem um desejável plano linear e progressivo. Algumas choram (e sou defensor do choro acompanhado)

no primeiro dia em que o pai ou a mãe sai da sala, e não choram nos quatro dias seguintes. Outras não choram durante dois dias e, depois, têm um choro intermitente no terceiro dia, mas não nos subsequentes. Outras não choram durante um mês, mas o fazem durante o que vem em seguida. Outras, de nove meses, choram muito pouco (para desgosto dos defensores da "etapa do sentir a falta"). Outras alternam os dias de choro. Em outros projetos, percebemos saltos qualitativos de conhecimento imprevistos, inexplicáveis, outras regressões (eu as chamo assim, sempre do ponto de vista do adulto, que nem sempre coincide com o da criança). Tampouco, se realizamos uma revisão introspectiva de nossa própria evolução, podemos afirmar que nossa história ontogenética seja linear. Às vezes, ela se movimenta – como também descobriram na evolução filogenética – com saltos, retenções, retrocessos, com continuidades, descontinuidades. Recentemente, uma equipe de pesquisadores da Universidade Pompeu Fabra descobriu que um percentual de pelo menos 80% do genoma está ativo em algum tipo de célula do organismo. Essa descoberta desfaz a ideia vigente, até o momento, de que a maior parte do genoma é formada por resíduos genéticos sem utilidade, aos quais se chamava, de forma depreciativa, de DNA-lixo. Roderic Guigo, um dos pesquisadores, afirma que tudo é muito mais complexo. Foram identificados 4 milhões de regiões do genoma que regulam a atividade dos cerca de 20 mil genes humanos. Essas regiões atuam como interruptores que indicam quando um gene deve estar ativo ou inativo. Agora se compreende por que as tentativas de descobrir as causas genéticas de um grande número de doenças fracassaram nos últimos anos. A situação é equivalente a ter em casa uma lâmpada que não funciona. Os pesquisadores estavam examinando a lâmpada sem encontrar nela nenhum defeito, porque, na verdade, o defeito estava em algum dos múltiplos interruptores que a controlam. Guigo, metaforicamente, afirma: "Antes acreditávamos que o DNA era como as pérolas de um colar, e que cada pérola era um gene. Agora, estamos vendo que esse ponto de vista é demasiado simples".

- A complexidade faz que eu também deteste os programas ou unidades didáticas que planejam, por semanas, meses ou trimestres, uma suposta evolução perfeita das aprendizagens: por exemplo, que, primeiro, as crianças conheçam as cores primárias; depois, as secundárias; depois...; ou que, primeiro, em absurdos exercícios de *grafomotricidade*, conheçam a horizontal; depois, a vertical; depois, a linha quebrada etc. Se analisarmos a complexidade dos primeiros grafismos infantis, descobriremos uma grande alternância de traços gráficos no mesmo desenho ou em desenhos posteriores.
- A complexidade admira o desconhecimento, a incerteza e a confusão. A meta não está definida de antemão. Assim, luta contra o absolutismo e o dogmatismo do saber. Muitas vezes, por exemplo, ouvi a afirmação: "As crianças lactentes levam tudo à boca". É uma

generalização absurda da chamada "fase oral". Percebi que essa ideia não é apenas incerta, mas também que, ademais, quem acredita nisso não consegue mais enxergar diversidades ou nuances (o que denomino observação digital). Realizamos observações detalhadas sobre esse pretenso imperialismo de "oralidade" dos bebês. O que temos visto é que diversas crianças escolhem o que levar à boca e como fazê-lo. São seletivas. Nem todas escolhem a mesma coisa (há coisas que não se levam à boca), nem o fazem da mesma maneira: às vezes, chupam; outras vezes, mordiscam; outras, usam a língua para lamber; outras, apenas tocam os objetos com o lábio superior; outras, com o inferior; outras, com os dois; às vezes, são momentos fugazes; outras vezes, elas se entretêm mais... O paradigma da complexidade, por meio do princípio de *acontecimentalidade*, convida-nos a reconhecer as características singulares, originais e históricas de cada fenômeno, em vez de eliminá-las, enclausurando e reduzindo tudo a leis gerais. O que quero dizer é que devemos revisar todas as nossas afirmações generalizadas e convertê-las, como eu comentava no início deste capítulo, em dúvidas, em perguntas não banais e em incertezas.

- O pensamento complexo abomina o simples e critica a simplificação, buscando captar a multidimensionalidade dos acontecimentos, suas interações e interdependências.
- O pensamento complexo não aceita o determinismo, embora, tampouco, o imperialismo do caos. Esse tipo de pensamento saber pôr em relação complementar ambos os conceitos:

A visão das antropologias culturalistas que negam as realidades biológicas do homem, assim como os biologicismos que acreditam que a cultura está determinada pela biologia, ambos são filhos de um pensamento redutor, simplificador e logicamente excludente. Como o é, também, o pensamento daqueles que acreditam que tudo é determinista ou que tudo é aleatório. Não compreendem que um mundo totalmente determinista é tão absurdo como um mundo em que só existisse o acaso. A fenomenologia natural, biológica e humana é uma mistura de ordem/desordem; necessidade/acaso; estabilidade/dinamismo. (Morin, Roger e Domingo, 2002, p. 53)

- Como assinalam Morin e Delgado (2014, p. 13), temos que assumir as duas carências cognitivas que nos cegam: a cegueira dos saberes separados e compartimentados; e o ocidentalocentrismo que "[...] nos dá a ilusão de possuir o universal".

Estas são algumas das características desse paradigma que deve nos levar a analisar as teorias, as práticas, os projetos e os gestos que realizamos no cotidiano. Sempre na complexidade que implica trabalhar em equipe, com olhares diversos.

Agora, volto a me divertir com a documentação sobre luz, cor e sombras. As imagens mostram como os meninos e as meninas encaram esse mundo complexo com curiosidade e paixão, e desfrutam dele. Neste momento, um menino de 35 meses olha sua mão no retroprojetor ligado e comprova como seus movimentos correspondem às sombras que surgem na tela. Só que há a sombra suspeita de outra mão no outro lado da tela.

2

DO OLHAR AO OBSERVAR

María A. Riera

Neste capítulo, queremos nos aproximar dos significados que a observação ganha na escola infantil e de que modo podemos abordar a análise de microprocessos educativos. Falar de observação é falar também de complexidade e incerteza, conceitos tratados no capítulo anterior por Alfredo Hoyuelos, quando abordou a teoria da complexidade de Morin, referindo-se às incertezas que perturbam os fenômenos, ali onde o sujeito-observador descobre o seu próprio rosto no objeto de sua observação. Aprofundemo-nos um pouco mais em tudo isso.

> O estudo do ser humano é uma arte e uma ciência. Requer a habilidade de olhar objetiva e criativamente para um sujeito, aliada à necessidade de tratar os resultados dessa observação com precisão e imaginação [...]. Com essa combinação entre visão e percepção, o observador-artista-cientista pode começar a entender a conduta humana e os fatores que lhe dão forma. (Irwin e Bushnell, 1984, p. 29)

2.1 Tato e rigor no processo observacional

O ato de observar está presente cotidianamente na escola infantil, com maior ou menor formalidade, e com maior ou menor grau de consciência. A observação é uma ferramenta fundamental da educadora[1] e, por isso, é necessário parar para refletir acerca de como se desenvolve esse processo complexo e dinâmico.

Vamos, por um momento, imaginar que estamos em uma classe de bebês. Encontramo-nos em uma situação de

---
[1] Falarei desses profissionais no feminino porque, embora fosse desejável, ainda há pouquíssimos homens trabalhando na escola infantil.

brincadeira livre, na qual participam três meninas. A educadora disponibilizou objetos diversos em cestas pouco profundas, situadas em diferentes espaços da classe, para facilitar o movimento e o deslocamento das crianças. Vamos nos centrar, agora, na posição da educadora, que se sentou para observar.

Olho, durante alguns segundos apenas, como Julia se deslocou engatinhando e vai revirando e procurando coisas em uma das cestas. Meu olhar, agora, dirige-se a Claudia, que também se desloca engatinhando; volto de novo a Julia, que agora está tirando uma escova da cesta e olhando para ela; Rosa está sentada observando Julia. Claudia se detém diante de uma das cestas e a revira como se quisesse procurar algo; Julia continua com sua escova, chupando o cabo; Claudia continua revirando, sem se decidir por nenhum objeto... Minha atenção flutua de uma menina a outra, meu olhar não se detém. Penso nas diferenças entre elas: Julia sempre se concentra em sua exploração; Claudia, porém, prefere se mover e se deslocar. Rosa, como já lhe é habitual, demora para iniciar a brincadeira. Estou em dúvida sobre o modo de intervir: Como e por que tenho que me aproximar de Rosa? Para que motivar Claudia a concentrar sua atenção nos objetos? Penso se hoje eu deveria ter trocado os objetos, talvez já não sejam suficientemente atrativos. Volto a me concentrar em Julia, que continua com sua escova, acariciando as cerdas suavemente; Claudia se aproxima dela e, enquanto a observa, pega outra escova. Rosa permanece sentada, mas agora olhando dentro de uma das cestas. Acredito que hoje Rosa chegou com sono; ontem seu pai já tinha comentado que ela estava dormindo mal ultimamente. Será que é isso? Não sei o que está acontecendo esses dias em sua casa. Tenho dúvidas sobre o que eu deveria anotar. Talvez eu me concentre em Julia: fico encantada ao ver a suavidade de seus gestos. Hoje sinto que estou pouco presente; estou com dificuldade para concentrar a atenção...

Nesses momentos, quanto "ruído" está ensurdecendo o olhar da educadora e quantos processos sensoriais, emocionais e cognitivos estão acontecendo. Como vemos, a observação é um processo complexo por não conseguir abarcar tudo e pela multidimensionalidade das coisas que por ela transitam, interna e externamente. Quantas vezes, porém, olhamos sem ver, ouvimos sem escutar; porque, para ver e escutar sem contaminações, é necessária uma paciente passividade e abertura, uma consciente predisposição e atenção. Segundo L'Ecuyer (2012, p. 117), "[...] o ruído não apenas ensurdece, como também emudece as perguntas que surgem do assombro diante da observação da realidade".

A observação tenta ir mais além do olhar e da percepção, para não ficarmos na superfície. Ela pretende perceber o que acontece e implica examinar e contemplar com atenção. Por vezes, agrega informação à nossa imagem mental da realidade para, por fim, processá-la. De certo modo, tem relação com o *insight*, que significa compreender melhor uma coisa ou adquirir uma nova percepção de algo. Arheim (2002) refere-se a um processo intelectual sensível, que nos permite despertar diante de um fenômeno que não percebemos anteriormente. Assim, o ato de observar implica atitudes e processos como atenção, percepção, memória, comparação, discernimento ou reflexão.

Muitas vezes, porém, há tanto ruído que não podemos captar a essência ou a singularidade daquilo que é observado. Necessitamos de tempo e de disponibilidade para nos aprofundarmos. Max van Manen (1998) fala em exercitar o tato do olhar, entendendo-o como sutileza, sensibilidade e respeito para revelar e descobrir o oculto: "[...] para ter tato com outra pessoa, o indivíduo deve ser capaz de 'ouvir', 'sentir', respeitar a essência ou a singularidade desta pessoa" (p. 59).

Como vemos, a educadora pode distorcer as observações recolhidas, dependendo da implicação afetiva que tenha com o contexto observado, conforme suas expectativas ou conforme as inseguranças e ansiedade que, às vezes, a própria ação de observar provoca. Sentir empatia com o cansaço de Rosa ou com a sensibilidade de Julia pode nos condicionar. Deve-se tolerar a dúvida e a incerteza sem querer se refugiar em julgamentos, categorizações ou teorizações precipitadas; tal como dizia Morin (1988), o observador constitui parte do sistema observado. Mas é difícil que algo novo e criativo possa surgir da observação se a educadora não se esvazia e não se liberta de preconceitos e desejos para deixar um espaço que seja o mais livre possível para escutar as crianças. Ela necessita de um treinamento para exercer uma atenção consciente naquilo que é observado.

A prática observacional nos ajuda a desenvolver essa sensibilidade, a pararmos e silenciarmos para atender ao que acontece e passar da ação ao repouso e da palavra à escuta. Implica também a capacidade de prestar atenção e de desenvolver as atitudes conscientes do próprio observador.

Trata-se de uma presença ativa, que o psicanalista Bion (1974) chamaria da capacidade de *reverie*,[2] entendida como

---

[2] N. da T.: palavra francesa que significa *imaginação, devaneio*.

espaço mental e receptividade que nos permitem estar presentes no momento. Os desejos, assim como as lembranças, interferem na percepção da realidade. Bion descreve dois níveis: a disposição mental receptiva, que observa o que está acontecendo na sessão; e a maneira como o analista procede ao registrar, transformar ou interpretar esses acontecimentos. "Todavia, Bion vai mais além: em ambas as situações, há um registro sensorial naquilo que o analista ouve, vê, cheira, sente (inclusive em sua postura sinestésica corporal) e acolhe em estado de *reverie*" (Grimalt, 2011, p. 7).

Entendemos, assim, a atenção como disponibilidade e capacidade para acolher aquilo que acontece momento a momento. A atenção livre de ruídos dá espaço à intuição, elemento-chave para a interpretação. Conforme vamos exercitando esse tato observacional, podemos ver a situação com sensibilidade e interpretar possíveis significados do que se vê. Cabanellas, em sua investigação sobre os ritmos infantis, refere-se também à observação como um ato criativo e de sagacidade para descobrir o mais sútil e oculto das coisas: "A observação – considerada não apenas como um receber, mas como um revelar – é, portanto, um ato criativo e de sagacidade (que provém do latim *sagire*, farejar a pista), o que pode ser sútil para descobrir o oculto das coisas" (Cabanellas *et al.*, 2007, p. 100).

Sabemos também, como assinalava essa autora, que o observado transforma o observador:

> Aceitamos como princípio que a criança, em termos de conhecimento, é inalcançável, que existe um intervalo entre ela e nós, e que esse intervalo é nossa própria maneira de "ver". Sabemos que o observado muda o ser que observa e que não existe uma separação real entre pesquisador e objeto pesquisado". (p. 99)

Esse processo observacional é um processo circular que não apenas nos torna conscientes de nossas sensações, mas as organiza e, conforme aumenta nosso nível de atenção, permite estarmos receptivos ao que acontece, para processarmos a informação e finalizarmos com a interpretação e a compreensão daquilo que é observado.

2.2 A observação como intenção

Como destaca Malaguzzi, a observação depende de nossa formação, de nossa cultura, de nossas intenções e da imagem de criança que construímos. Concentremo-nos agora nas intenções que devem dirigir nosso olhar e nossa atenção. O que pretendemos com a observação? Para que queremos observar? Para que nos servirá a informação recolhida?

O ato de observar é um ato orientado em direção a uma intencionalidade, muitíssimas vezes pouco explicitada. Observamos para coletar dados de uma situação, para responder a perguntas, para compreender. Outras vezes, observar nos serve para recolher evidências e entender melhor as iniciativas das crianças, ou como técnica para diagnóstico e avaliação. Todavia, observamos, em especial, porque desejamos gerar mudanças. Assim, pois, poderíamos dizer que observamos para conhecer melhor, para compreender, para gerar novas ideias e transformar criticamente a realidade.

2.2.1 Observar para nos aproximarmos da infância

Ainda sabemos muito pouco sobre os processos infantis de conhecer. Como assinala Malaguzzi, falamos e lemos muito sobre as crianças, mas falamos pouco com elas, e observamos muito menos. "A escuta ativa nos leva a compreender como as crianças pensam, desejam, fazem teorias ou nos introduzem em seus caminhos emocionais [...] é uma condição *sine qua non* para não destruir a cultura infantil, e sim respeitá-la" (Hoyuelos, 2004a, p. 131).

As perspectivas etnográficas e ecológicas,[3] como métodos de investigação, nos ajudam a nos aproximarmos do conhecimento da infância a partir do seu modelo natural de ação, para sabermos e compreendermos o que os meninos e as meninas fazem e pensam, o modo como se relacionam e aprendem. Segundo essas perspectivas, o objetivo fundamental que orienta o processo de investigação é a compreensão empática do fenômeno que é objeto de estudo, com base na interpretação subjetiva do observador participante. A etnografia se interessa pelo que as pessoas fazem, como se relacionam, quais são suas crenças ou motivações. Contudo, ter acesso à criança como conhecimento, conforme destaca Cabanellas, é inalcançável.

> É nosso esforço para complementar tais ideias o que mais deveria caracterizar nosso método de aproximação em relação aos problemas a que nos propomos, aceitando que não existe uma única verdade; que a ciência, considerada como portadora de verdades "absolutas", é vulnerável e fracassa em seus próprios enfoques. (Cabanellas *et al.*, 2007, p. 99)

---

[3] Para se aprofundar na perspectiva etnográfica, podem-se consultar: Angrosino (2012); Flick (2007); Sanmartin (2003); Olabuenaga (1999); Rodríguez, Gil Flores e García (1996); Serra (2004).

Então, abre-se o dilema entre as múltiplas perspectivas de observação possíveis. Existem enfoques de investigação, como a observação sistemática,[4] que pretendem uma aproximação objetiva em relação ao conhecimento. Assim, observar se converte em um instrumento para formular hipóteses educativas, para verificar sua validade e para proceder a uma reformulação e posterior controle da intervenção a partir da base de dados observacionais. Postic e De Ketele (1992) falam de função heurística ou de observação invocada para se referir à observação orientada à formulação de hipóteses que serão submetidas a controle.

A observação sistemática surge no âmbito anglo-saxão, entre os anos 1970-1980, e define-se como "[...] um método de investigação que utiliza procedimentos de observação muito estruturados, aplicados por observadores formados na matéria, com o objetivo de recolher dados sobre modelos de comportamento e interação em aula" (Croll, 1995, p. 7). Os defensores das técnicas sistemáticas sugeriram que os enfoques mais etnográficos podem ser subjetivos e pouco confiáveis (Croll, 1995, p. 11).

Como destaca Heisenberg (*apud* Capra, 1998, p. 60), "[...] o que observamos não é a natureza em si mesma, e sim a natureza exposta a nosso método de observação". A observação é, também, um método de análise da realidade que se aproveita da contemplação atenta dos fenômenos, das ações, dos processos, das situações e do seu dinamismo em seu contexto habitual de desenvolvimento. Como método de análise, pretende compreendê-los, interpretá-los e tirar conclusões em relação a alguns marcos de referência e hipóteses prévios. Preferimos falar (recorrendo

---

[4] Em relação à metodologia observacional, podem ser consultadas as obras de Anguera (1982, 1993, 1999).

às contribuições de Hoyuelos) mais de método do que de metodologia de observação, já que o método supõe uma viagem, um desafio imprevisto e incerto. Um método aberto, gerador de questionamentos, mas não isento de sistematicidade e rigor no processo de observação. A observação é sempre seletiva e implica um processo de tomada de decisões, com maior ou menor formalidade, com maior ou menor intencionalidade, que vai desde a observação cotidiana e informal até a sistematizada, como instrumento de investigação para analisar a realidade educativa.

2.2.2 Observar para reconhecer as competências

A observação penetra nos processos do fazer e do conhecer das crianças, para entender seus recursos e suas competências. São necessários mais estudos que observem suas estratégias cognitivas e sociais, a cadência de suas ações, suas atitudes reflexivas, suas buscas, dúvidas e contradições, sua capacidade de estabelecer relações e, sobretudo, o sentido que dão a suas ações.

Contudo, surge aí o desafio de procurar interpretar o que se observa com base no ponto de vista da criança, e não impor as percepções adultas ao material observado. "Aceitar a observação como uma interpretação entre todas as interpretações possíveis significa deixar de realizar julgamentos classificatórios inúteis" (Hoyuelos, 2004a, p. 143).

Nesse sentido, acreditamos, como Malaguzzi, que a criança quer ser observada, multi-interpretada, mas não julgada. Cada criança precisa ser vista com diferentes olhos, e não com base em parâmetros que uniformizam e buscam as semelhanças.

"É necessário partir de uma observação que resgate a ideia de que todas as crianças são diferentes" (Hoyuelos, 2004, p. 140).

> Observar, para Malaguzzi, significa respeitar e escutar a criança de forma atenta, *amorosa*, diz ele, sem cair na armadilha de realizar uma análise que procure confinar a criança em tabelas, estágios e níveis pré-fixados do desenvolvimento. (Hoyuelos, 2004, p. 144)

A observação que propõe a pediatra húngara Emmi Pikler nas escolas de Lóczy está orientada, também, a reconhecer em cada criança suas competências, sem pretender realizar um diagnóstico para ajustá-la aos parâmetros da evolução normal, já que essa observação é contrária à ideia de sujeito competente desde o nascimento, entendendo por competências a atualização de atitudes que se desenvolvem e se concretizam em aprendizagens observáveis (Godall, 2007, p. 202).

2.2.3 Observar para acompanhar e transformar

A finalidade da observação é compreender para poder ajustar as intervenções de modo adequado, porque, se nos propomos elaborar um modelo útil para analisar e interpretar as situações educativas, é, sem dúvida, para potencializar a própria cultura da infância e para acompanhar adequadamente a forma que cada criança tem de dar sentido ao seu conhecer. A observação e a análise do observado deveriam nos servir para proporcmos mudanças no projeto das propostas educativas, regulá-las e melhorá--las, levando em conta não apenas o processo das crianças, mas, também, nossa intervenção e nossa atitude, o tipo de conteúdos que priorizamos ou as situações e relações que se estabelecem.

Acompanhar a criança para favorecer seu desenvolvimento e sua aprendizagem não é uma tarefa fácil, já que implica ajustar-se continuamente ao seu processo. Assim, a intervenção educativa, entendida como diálogo permanente com as crianças, implica uma grande permeabilidade da educadora, que só é possível mediante uma observação atenta e contínua das ações das crianças. O processo de *feedback* é difícil de realizar na prática, se não se observa suficientemente. Por isso, muitas das decisões que tomamos podem ser arbitrárias e pouco vinculadas com o desenvolvimento real do que ocorreu, porque, sem dúvida, pensar em situações que provoquem novos desafios implica um ajuste em função dos progressos[5] conseguidos pelas crianças. Bondioli e Savio (1994) se referem a "[...] promover desde dentro" quando o educador, apenas se foi capaz de observar adequadamente, amplia as possibilidades e se sintoniza com as necessidades, os direitos e os interesses das crianças.

Nesse sentido, parece-nos importante resgatar a observação pikleriana retomada na pesquisa de Godall (2007, p. 202), que considera vital que as perguntas das crianças encontrem respostas adequadas. Essa resposta é reconhecida por meio da observação, mas, como destaca a autora: "Uma conclusão precipitada pode comportar erros graves, porque, com a criança, deve-se agir quando ela precisa, e a interpretação de suas necessidades requer, às vezes, a confluência de indicadores e de outros olhares experientes.

Algumas de nossas habilidades de observação são instintivas, já que nascemos com a predisposição de aprender a olhar o que

---

[5] Progressos que não implicam uma ideia de tabela evolutiva que julga e padroniza as crianças.

ocorre à nossa volta; outras, porém, temos que aperfeiçoar e aprender com a prática. Assim, a observação se converte em experiência formativa. A possibilidade de observar e de investigar na sala é, também, uma oportunidade para trabalhar em equipe e contribui para o processo de formação baseada na reciprocidade. A análise realizada por meio da exposição de diferentes pontos de vista leva as educadoras a refletir sobre sua própria profissão; a ser capazes, como destacam Cabanellas e Hoyuelos (1994, p. 20), "[...] de entrar em um debate público sobre a própria ação educativa, e este é, sem dúvida, o caminho para a inovação educativa".

A função formativa, segundo Postic e De Ketele (1992, p. 44), seria aquela em que se observa para retroagir. Essa retroação serve para formar os professores que refletem sobre a própria prática e utilizam as reflexões para reconstruí-la e otimizá-la, e, assim, contribuir com os processos de melhora da qualidade educativa.

> Uma vez que praticamos para ser observadores perspicazes, podemos focar nossa atenção em nos tornar intérpretes habilidosos do que observamos. O que vemos e o que pensamos sobre o que vemos propõem perguntas à nossa mente sobre que ação adotar. Identificar, registrar, levantar hipóteses, perguntar, teorizar, mudar, são todas elas partes do ciclo de descobertas que cada observador segue. (Irwin e Bushnell, 1985, p. 15-16)

Pikler também fez da observação o instrumento educativo e de investigação por excelência, por meio do olhar atento, diário e sistemático das profissionais. Para essa pediatra húngara, a cuidadora[6] deve aprender a observar para saber estar com as

---
[6] Como são chamadas essas profissionais em Lóczy, na Hungria.

crianças. Os fundamentos de sua observação se baseiam em dois aspectos: a observação distante, durante a brincadeira livre e a atividade motriz; e a observação participante e ativa, nos momentos de atenção individualizada, como a hora da alimentação e a hora de higiene e banho (Godall, 2007, p. 205).

Desse modo, a prática contínua da observação em sala modifica nossas atitudes profissionais, a maneira de trabalhar e os sentimentos em relação à nossa profissão. Todos nós, professores, deveríamos buscar situações para observar e documentar, convertendo-nos em espectadores ativos e desfrutando de cada momento com as crianças.

2.3 Submergir-se nas situações educativas: os projetos de observação

Na escola infantil, muitas vezes, a observação é realizada esporadicamente, com o perigo de recolher uma informação superficial e fragmentada. São observadas e documentadas – em razão das próprias dificuldades organizativas – apenas algumas sequências ou momentos da vida na escola, sem que se chegue a observar durante períodos mais longos.

Como já ressaltamos ao nos referirmos à função formativa e transformadora da observação, aprender e aprofundar-se em relação à experiência da observação é, ainda, um desafio. A complexidade e a riqueza das situações educativas, assim como a multiplicidade de elementos envolvidos, exigem que as educadoras tenham uma grande capacidade para observar e para interpretar o sucedido. É por isso que é necessário um treinamento para observar e compreender. Assim, quanto mais ocasiões tenhamos para observar, mais habilidades podemos adquirir para olhar globalmente e com capacidade de retenção os processos das crianças e nossa relação educativa. Como destaca o princípio hologramático descrito por Morin (1994), não se pode conceber o todo sem conceber as partes, e não se podem conceber as partes sem conceber o todo, o que confirma a necessidade de dispor de estratégias que possam nos guiar na observação e na análise.

Se queremos compreender os processos de construção de conhecimento das crianças e analisar os processos de intervenção educativa, deveremos nos assegurar de que seja uma observação aprofundada. Analisar uma mesma situação educativa durante um período longo de tempo nos permite ver como crescem a brincadeira e a atividade, como evoluem as relações entre as crianças e como vamos adequando o desenho da situação de acordo com os processos infantis. Possibilita-nos refletir sobre os mecanismos de influência educativa envolvidos e sobre os processos de mediação dos adultos. Para isso, porém, é preciso uma continuidade da situação observada, já que é extremamente complexo observar contextos que mudam continuamente.

Incluir os projetos de observação na dinâmica habitual de trabalho da escola infantil resulta em uma estratégia de aprendizagem, em uma reflexão compartilhada e na melhora dos processos educativos.[7]

Agora, nosso enfoque estará em como gerar, na escola infanitl, projetos de observação que sejam capazes de acolher e tornar nosso olhar atento e preciso. Esses projetos se convertem

---

[7] Encontramos excelentes exemplos de projetos de observação documentados nas escolas infantis municipais de Reggio Emilia e de Pamplona.

em microanálises etnográficas,[8] como procedimento analítico detalhado e profundo, já que buscam identificar as nuances das ações das crianças, sutileza que pode ir se modificando no transcurso da atividade que está sendo desenvolvida.

Um projeto implica explicitar: o que determinada pessoa se propõe a fazer, focar o olhar, planificar o processo de coleta das observações, analisar, interpretar, documentar e retroalimentar. É um processo em espiral, em que se vai avançando em extensão e profundidade.

Agora, porém, detenhamo-nos em cada uma de suas diferentes fases.

Gráfico 1 – Fases de um projeto de observação

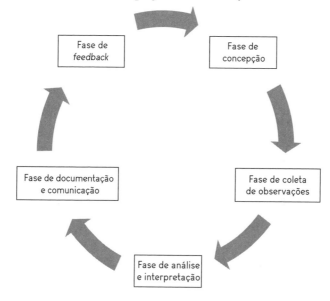

---

[8] Pode-se consultar o artigo de González Martínez (1994) ou as obras de: Erickson (1989); Florio e Buschman (1990).

Para exemplificar esse processo de construção, escolhemos uma pequena sequência no contexto de um projeto de observação realizado com um grupo de quatro crianças entre 11 e 15 meses, que tinha como finalidade analisar os processos de aproximação e exploração dos objetos por parte das crianças. O projeto foi realizado em dez sessões de observação, durante quatro meses.[9] A educadora apresentava objetos diferentes em cada sessão e, nas três últimas, selecionou aqueles que, em princípio, eram objetos-protótipos[10] (colares, pulseiras, chapéus, bonés, pentes, óculos), que podiam induzir as meninas a realizar ações simbólicas com eles. Ela tinha colocado os objetos em cestas pouco profundas, nas quais havia entre 15 e 30 objetos diferentes.

A sequência que analisaremos corresponde apenas à nona sessão. Nela estão presentes três meninas. A educadora apresentou quatro cestas de vime pouco profundas, duas delas com chapéus diversos, outra com colares e outra com pulseiras. As meninas encontraram as cestas no centro da sala, a educadora está sentada perto delas, anotando o que vai observando. Nessa sequência, que dura cerca de quinze minutos, vamos nos concentrar em Julia, uma menina de 14 meses.

J. ouve o ruído das pulseiras retiradas por R. e as pega; R. as coloca. As duas se levantam com as pulseiras nas mãos. R. as tira e J. faz o gesto de mostrá-las à educadora. J. vai com todas as pulseiras aonde está a educadora (sentada e anotando observações em seu caderno), que lhe diz: "São muito bonitas". Então, J. se agacha perto

---

[9] Riera (1999).
[10] Bondioli e Savio (1999, p. 69) se referem ao objeto-protótipo quando a criança usa o objeto para aquilo a que se destina; o objeto é utilizado segundo a função que lhe é socialmente atribuída.

da educadora, pega todas as pulseiras em uma mão, levanta-se e volta a mostrá-las. A educadora a olha e sorri sem lhe dizer nada.

Agora, de cócoras, J. começa a pôr de pé uma pulseira de base larga e a move suavemente para que ela balance, olha as demais pulseiras e escolhe outra mais estreita; tenta colocá-la na mesma posição, mas a pulseira cai. Pega outras duas e volta a tentar, mas não consegue mantê-las em equilíbrio. Escolhe outra pulseira de base larga, igual à anterior, e coloca as duas pulseiras juntas na mesma posição; pressiona com seu dedo sobre elas para conseguir o balanço e fica olhando-as por um momento, vendo como se movem sem perder o equilíbrio. Volta a repetir a mesma ação quatro vezes seguidas.

Sempre de cócoras, J. pega, com a mão esquerda, as duas pulseiras mais largas que usou até o momento, enquanto, com a outra mão, tenta pegar as outras mais estreitas que ainda estão no chão, até que elas caem todas de sua mão. Coloca uma das pulseiras largas no pulso esquerdo, mantendo o braço um pouco dobrado; levanta-se um momento e olha a educadora, que lhe devolve o olhar sorrindo. J. volta a ficar de cócoras, procura outra pulseira e a coloca pela mão. Com o mesmo braço, tenta pegar mais pulseiras. De novo, elas caem. Escolhe outra vez a pulseira mais larga, mas, outra vez, ao abaixar o braço para pegar as outras, a primeira pulseira desliza pela mão e cai no chão. J. repete a mesma ação outras três vezes.

Agora, ela pega duas pulseiras simultaneamente e tenta manter o antebraço imóvel durante alguns segundos; abaixa o braço e as deixa cair. Repete a mesma coisa mais três vezes. J. se levanta com as duas pulseiras que estão em seu antebraço, que ela mantém apertado contra o peito, senta-se, deita-se no chão, apoiada do lado esquerdo, e introduz as pulseiras pelo pulso com o braço estendido. Apoia o cotovelo esquerdo no chão enquanto, com a mão direita, vai colocando as pulseiras, mantendo o antebraço imóvel em um ângulo de 45 graus. J. observa como finalmente as pulseiras se mantêm em equilíbrio, sem cair. Ela permanece nessa posição até que consegue colocar todas as pulseiras. Fica quieta por um bom tempo, olhando-as enquanto sorri.

2.4 Interrogar-se, selecionar e focar

Observar, como já destacamos, é a organização consciente do olhar com o interesse de focar uma situação. Assim, em primeiro lugar, selecionamos e centralizamos nosso olhar, conscientes de que observaremos só uma parte do todo, já que não é possível abranger tudo aquilo que acontece. A metáfora da sonda é utilizada por Malaguzzi para indicar uma operação de perfuração, uma investigação em profundidade,

> [...] uma espécie de busca que, com insistência sobre o mesmo ponto, procura revelar a complexidade das riquezas ocultas e originais da criança. A sonda é um desejo de conhecer o que a criança – qualitativa e quantitativamente – tem de mais escondido. (Hoyuelos, 2004a, p. 138)

A sonda permite que nos aprofundemos em algumas observações, como se usássemos um microscópio, diante da dificuldade de fazer tudo de uma vez só, mas sempre conscientes desse limite. Os processos observados, como destaca Cabanellas *et al.* (2007, p. 101), não são mais que a ponta do *iceberg* que cada menino e menina é. Trata-se de fazer uma macrofotografia que amplie os dados que aparecem semiocultos, "as mensagens nas entrelinhas, o que podemos contemplar sem pretender, em nenhum momento, abranger a totalidade".

Em segundo lugar, trata-se de determinar quais são os focos de atenção, tentando localizar os diferentes ângulos a partir dos quais se observa a mesma situação. Nessa fase, centralizamos a atenção isolando a figura do seu entorno e distinguindo-a. Observar com atenção significa concentrar seletivamente o olhar. Controlar, como indica Cabanellas, o foco de nossa atenção, nosso *zoom* de enfoque da realidade, reconhecendo, inicialmente, cada um dos elementos envolvidos, para, depois, focalizar o olhar em uma das partes. Nesse sentido, Everton e Green (1990, p. 318), referem-se aos níveis de enfoque possíveis:

> A sua máxima potência, a lente do microscópio foca os detalhes sobre o porta-objetos e o entorno geral se escurece. À medida que se diminui a potência, abrange-se uma porção cada vez maior do entorno ou do contexto geral. A uma potência mínima, os detalhes se escurecem e o entorno fica no foco. As diferentes potências permitem ao pesquisador explicar diferentes aspectos do fenômeno e passar de uma potência a outra. Esse procedimento permite a exploração do fenômeno observado por meio de níveis de foco distintos.

2.4.1 Chaves para a focalização

Vejamos, por exemplo, na atividade exploratória de Julia, quais poderiam ser os focos de atenção:

- Analisar o processo das crianças com respeito à atividade que está sendo realizada. O modo que elas têm de explorar e de se aproximar dos objetos.
- Como vai mudando o modo de utilizar os objetos, e como se desenvolvem e evoluem a brincadeira e a atividade exploratória das crianças ao longo das sessões.
- A interinfluência que as dinâmicas individuais e sociais provocam ao longo do projeto.
- O papel do adulto como mediador durante o desenvolvimento da ação, quando intervém, de que forma, assim como os efeitos que suas ajudas e seus ajustes provocam.
- A influência dos espaços em que se dão as brincadeiras e as atividades, de que modo as características dos objetos e dos materiais apresentados determinam os significados que as crianças atribuem a eles, e os projetos de exploração que elas realizam.
- A exploração e a brincadeira que Julia realiza com os objetos, sua relação com as outras crianças ou com a educadora.

Na sequência analisada, vamos nos concentrar unicamente na forma que Julia tem de explorar e de conhecer os objetos, e como evolui sua atividade exploratória.

Como apontava Hoyuelos (2004a), qualquer projeto que realizemos na escola infantil deve implicar perguntas que guiem nossa forma de chegar à compreensão do tema que desejamos investigar. "A observação parte de dúvidas, perguntas, incertezas e questionamentos que buscam, sistematicamente, recolher dados que nos ajudem na reflexão" (Hoyuelos, 2004a, p. 135). Iniciamos o projeto nos propondo perguntas generativas de outras, que surgem do interesse de focar o olhar em algum aspecto que desejamos aprofundar. Em nosso projeto, formulamos alguns questionamentos que se ampliarão e se modificarão à medida que adentrarmos na análise.

De que modo Julia se aproxima dos objetos e os explora? Que objetos ela seleciona? Como evolui sua exploração? Que projetos realiza? De que modo parece manter seus projetos? Que estratégias utiliza para alcançar seus objetivos? De que modo vai modificando seus objetivos ao longo do projeto? Quais são seus tempos de exploração? Que continuidades ou descontinuidades observamos? Como são seus ritmos e suas cadências?

2.5 Transformar o olhar em registros

O registro implica deixar um documento do que é observado e que se traduz em um momento insubstituível, no qual se gera "[...] a transformação do olhar em imagens e em documento escrito" (Vasilachis, 2006, p. 122). Podemos refletir sobre as estratégias para recolher as observações e ensaiar diferentes registros que nos permitam documentar os processos observados.

São muitas as formas de coletar as observações, como as notas de campo, os registros descritivos ou os registros anedóticos, entre outros.[11] Vea Vecchi narra como as notas que se recolhiam na Escola Diana, de Reggio Emilia, possibilitavam olhar

---
[11] Para conhecer mais sobre diferentes técnicas de registros, pode-se consultar Rodríguez, Gil Flores e García (1996).

retrospectivamente e descobrir coisas que "[...] ocorreram de momento e as quais nunca tínhamos notado [...] eram mais eficazes quando se pareciam com indicações cênicas, incluindo ícones rápidos que agilizassem a coleta das observações" (Vecchi, 2013, p. 218).

Todavia, se queremos nos aprofundar com máximo detalhamento e continuidade, sem dúvida, o registro videográfico é uma das técnicas mais adequadas. Permite, como mostra Cabanellas *et al.* (2007), a utilização de estratégias recursivas e, assim, voltar às situações observadas mais de uma vez, para se aprofundar na análise e na interpretação.

> [...] nos permitiu parar diante do fato aleatório do encanto que nos produz uma ação infantil, sabendo que podemos sair e entrar nela, repetindo as sequências para procurar, em cada novo acontecimento, novos horizontes [...]. Com a posterior projeção das gravações, ao reviver e ao recriar situações mediante a experiência audiovisual, podem-se gerar estratégias recursivas que movem o próprio jogo da gravação e a posterior valoração dos dados. (Cabanellas *et al.*, 2007, p. 115)

A microanálise etnográfica nos ajuda a realizar esse estudo exaustivo da interação por meio de registros audiovisuais,[12] quando as situações são fugazes e quando a estrutura de tais eventos se desenvolve momento a momento, durante os quais é importante registrar as ações infantis. Ela permite focarmos as sequências de ações e o seu encadeamento, assim como

---

[12] Para se aprofundar sobre os diferentes métodos para recolher dados visuais, pode-se consultar Flick (2007).

analisarmos as mudanças que as crianças vão realizando no curso da ação. É uma análise detalhada de "como" se dá a interação, em contraposição à ênfase nos "o quê", e nos permitem documentar tais processos com maior detalhe e precisão, e identificar matizes sutis de significado que se dão na linguagem e na ação não verbais. Em suas pesquisas sobre microgêneses cognitivas, Inhelder e Cellérier (1992, p. 31) comentam como os registros em vídeo lhes permitiam voltar aos momentos cruciais tantas vezes quanto necessárias, destacando os ritmos das ações e das verbalizações; dividir em sequências e analisar as mudanças das ações.

Como aponta Hoyuelos no capítulo anterior, a objetividade exige uma comunicação intersubjetiva entre os observadores, e, nesse sentido, o material visual se converte em um instrumento de confrontação entre os observadores implicados. As imagens são analisadas e confrontadas, discutem-se os dados recolhidos e os marcos teóricos que ajudam a interpretá-los.

A grande vantagem dos registros videográficos é que permitem restituir praticamente toda a informação da situação observada, embora exista também o risco de ficarmos expostos a uma quantidade excessiva de informações que, se não forem adequadamente selecionadas, correrão o risco de converter-se em um arquivo impraticável ou de perder o seu significado.

2.6 Compreender as observações e dar-lhes significado

"Uma vez que praticamos para ser observadores perspicazes, podemos concentrar nossa atenção em nos tornar intérpretes habilidosos do que observamos" (Irwin e Bushnell, 1984, p. 16). Trata-se de dar um passo a mais e passar da descrição à interpretação. Se a descrição trata daquilo que é ou daquilo que aconteceu, a interpretação vai mais além e enfoca o *por que*, o *como* e o *de que maneira*; sem perder de vista que as possibilidades de compreensão são múltiplas, como o são também as possibilidades interpretativas. Esse processo de análise e interpretação permite que nos aproximemos dos modos de conhecer das crianças, da sua maneira de enfrentar as situações, e que reconheçamos a riqueza que as diferenças e os estilos individuais conferem ao grupo.

O que pretendemos obter da análise dos processos de Julia? Quais estratégias utilizamos para analisar e interpretar? Quais são os mecanismos que, a cada vez, fazem surgir novos modos possíveis de interpretar uma mesma situação? Por que, ao assistir sucessivamente a uma sessão, surgem sempre novos matizes que não se tinham observado antes? De que modo vão aparecendo sucessivas estruturas que ajudam a organizar as observações? Como se encadeiam umas com as outras?...

São muitas as perguntas que vão surgindo nesse processo de reflexão sobre a própria observação, como uma "meta-observação". "Observar supõe sempre uma metainterpretação, ou seja, uma interpretação de uma interpretação que se produz em um contexto específico, no qual o ser ou os seres atuam, sabendo que toda observação inclui o observador" (Cabanellas e Hoyuelos, 1994, p. 109).

A interpretação do que é observado e do que é percebido está mediada pela dimensão cultural do sujeito que observa (Maturana, 1984). Assim, a dimensão cultural da observação e a amplitude das relações que se articulam dependem do marco referencial da pessoa que observa. Bondioli e Savio (1999) se referem à compreensão do significado da observação, e, aludindo a Bateson, comentam que essa compreensão depende da decodificação desse significado. Assim, o mesmo gesto poder ter significados diferentes segundo o contexto da observação, e o contexto não é unicamente o *setting*, ou seja, o ambiente físico em que se registram as observações, e sim o conjunto de coordenadas simbólicas que emolduram as estratégias e as relações.

Nessa fase do projeto, o contraste com os marcos teóricos nos ajuda a dotar de sentido as observações recolhidas e a construir um alfabeto observacional que facilite a análise. "A linha entre a descrição e a interpretação é mais difícil de traçar do que se podia acreditar [...]. Na maior parte do tempo, deparamo-nos com mais de uma mensagem possível" (Eisner, 1998, p. 19). Tal como já destacava Lurdes Molina em sua pesquisa (Molina, 1994), compreendemos aquilo que alguém faz porque colocamos intenções em suas ações e elaboramos construtos interpretativos, aplicando os esquemas conceituais de que dispomos acerca do que estamos observando.

> É por isso que elementos como buscar que os referentes teórico-conceituais sejam tão completos quanto possível; considerar esse marco referencial um marco aberto, que admite modificações; estabelecer, em conjunto com os protagonistas, os parâmetros da observação; estabelecer procedimentos para conhecer os pontos de vista dos protagonistas; aperfeiçoar as próprias competências sensoriais e interpretativas

e dotar-se de instrumentos de registro sistemáticos podem ser fatores que facilitem uma interpretação que respeite ao máximo a realidade. (Molina, 1994, p. 231)

2.6.1 Chaves para a análise e a interpretação

Uma vez coletados os registros audiovisuais, vejamos como podemos ir construindo esse sistema de análise e interpretação. Para isso, devemos reduzir os dados, ordenar e sistematizar, procurar regularidades e selecionar os processos observados que consideramos mais relevantes para nosso projeto. Surge aí uma primeira dificuldade: o modo como reduzir os dados e determinar quais são as unidades ótimas para a análise. Resgatamos da psicologia as perspectivas molares e moleculares que nos oferecem diferentes aproximações em relação ao modo de analisar a conduta. São processos que podem ser complementares ou podemos priorizar um deles em função dos objetivos do projeto e do nível de fragmentação que utilizemos para aprofundar os dados observacionais.

A análise molecular[13] é centrada em unidades menores, analisa fragmentos ou *frames* e recolhe aspectos concretos das ações observadas. Sanabria (2002) comenta que a metodologia molecular se assemelha a fotografar as ações, embora, às vezes, como ressalta Knapp (1992, p. 344), "[...] um observador

---

[13] "A discussão entre as concepções molares e moleculares tornou-se permanente na psicologia (Boring, 1950/1990) e, talvez, uma das mais importantes, pois leva diretamente à unidade de estudo pertinente. A versão clássica foi oferecida com precisão pelos associacionistas, como molecularistas, e pelos gestaltistas, como molaristas [...]. Vygotsky (1931-1997) apresenta uma proposta molar para o estudo do pensamento" (Pérez, 2012, p. 49-68).

verá uma sequência de ações como uma unidade perceptual, ao passo que outro pode ver a mesma sequência como dividida em diversas unidades". Na sequência de vídeo citada, colocaríamos o foco nos diferentes modos exploratórios que Julia realiza: pegar, deixar cair, balançar, deslizar, recolher, escolher... Sem dúvida, reconhecer seus esquemas de ações nos revela sua riqueza exploratória e a variedade de ações que ela vai experimentando em sua interação com as pulseiras; porém, essa é uma informação descontextualizada e fragmentada.

Se queremos entender o processo de Julia, compreender seu modo de explorar e suas formas de aprendizagem, precisaremos da análise molar. Nós a entendemos como uma análise longitudinal e processual que se concentra no encadeamento das ações, no seu desenvolvimento temporal, e que põe foco na interação com o entorno. Diz-se também que a análise molar é a busca de intencionalidades, já que é orientada ao alcance de uma meta. "O argumento molarista, como veremos, é o inverso: o segmento comportamental, incluindo a fotografia, não tem sentido, exceto como parte de um contínuo fluir comportamental" (Sanabria, 2002, p. 4). Poderíamos dizer que o olhar molecular é mais analítico e descritivo, ao passo que o olhar molar é mais holístico e interpretativo. Pensamos que, na escola infantil, deveríamos priorizar este último, já que nos interessa compreender a ação contextualizada que as crianças realizam e estabelecer a sequência de pautas interativas que se sucedem ao longo do processo.

Para analisar a ação molar de Julia, podemos nos ater aos problemas que ela aborda espontaneamente: A que objetivos ela se propõe e como organiza suas explorações para alcançá-los? Como encadeia suas ações e como desenvolve seus projetos? Como resolve os problemas que lhe são propostos? Queremos chegar a conhecer o significado que ela dá a suas ações, para identificar os momentos mais importantes de tal evolução (progressos, bloqueios, reestruturações, regressões[14] etc.) e entender melhor os mecanismos mediante os quais as pautas interativas incidem sobre o processo de construção do conhecimento.

Em suas investigações, Inhelder e Cellérier (1996) se referem à análise das microgêneses cognitivas no sentido de investigar as ações mais detalhadamente e em toda a sua complexidade natural. Eles buscam identificar os processos sequenciais das crianças quando elas lidam com objetos em uma situação espontânea, vendo os problemas que são propostos à criança e como ela os resolve. Segundo esses autores, convém formular hipóteses sobre os processos que subjazem ao percurso da forma estratégica de proceder do sujeito.

Esse processo de análise e de interpretação é progressivo e cíclico, e à medida que vamos adentrando os registros da observação, vamos nos aprofundando neles e estabelecendo sucessivas relações. Buscamos construir um modelo que parte de três objetivos e níveis progressivos de análise. Em um primeiro momento, procuramos descobrir os processos mais significativos que dão sentido argumentativo às múltiplas condutas e ações observadas. Em um segundo momento, queremos compreender os processos genuínos de cada criança, analisando suas estratégias e seus modos de agir. E, finalmente, procuramos estabelecer relações entre aquilo que é observado-analisado e os elementos

---

[14] Não entendidas de forma pejorativa, mas como parte de um processo naturalmente complexo.

contextuais ou mecanismos de influência educativa que foram determinantes para a evolução do projeto. Vejamos com mais detalhe como proceder à análise.

a) Descobrir os processos significativos: identificação dos projetos ou micro-histórias

Nesse primeiro momento de análise, tentamos mergulhar nos dados, procurando aqueles projetos que as crianças constroem. Buscamos o fio argumentativo que guia os processos observados, descobrindo como das ações emergem projetos dirigidos por uma intencionalidade. Conforme Cabanellas (2007, p. 63), trata-se de elucidar quando começa e quando termina uma unidade de experiência significativa. Essas *micro-histórias* podem se repetir em uma mesma sessão ou continuar em sessões posteriores. Em geral, são histórias compostas de uma estrutura narrativa com uma situação inicial que desencadeia o projeto, seu desenvolvimento, com continuidades e descontinuidades, e um fechamento, às vezes casual e outras vezes intencional.

Gráfico 2 – Níveis progressivos de análise e interpretação

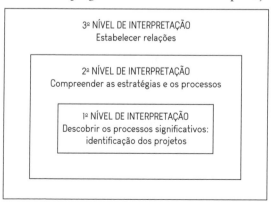

As crianças dão forma a seus projetos, e nós seguimos seus rastros para tentar desvendar suas intenções e compreender seus processos. Vemos como as crianças têm seus próprios objetivos e são capazes de mantê-los e enriquecê-los ao longo de diferentes sessões. Projetos ora individuais, ora compartilhados, que surgem do encontro casual com um objeto ou que partem da busca de um objeto. Como dizíamos, em uma mesma sessão, podemos descobrir vários projetos; em outras, um projeto cresce e se transforma. Todavia, cada criança segue percursos distintos, e as histórias progridem, assumindo diferentes formas, com contaminações e influências dos projetos de outras crianças no seu próprio projeto.

Na sequência de quinze minutos de Julia, podemos identificar dois projetos ou micro-histórias. O primeiro deles é sua tentativa de manter a estabilidade e o equilíbrio das pulseiras. O segundo consiste em tentar passar todas as pulseiras pelo braço sem que elas caiam. Em suas ações, ela demonstra que tem seus próprios objetivos e que pode usar múltiplos meios e estratégias para alcançá-los; objetivos flexíveis, que vão se transformando (como no primeiro projeto, de equilíbrio e balanço), e objetivos estáveis, que ela tenta manter (como no segundo).

Vimos, em parágrafos anteriores, como Julia foi ao encontro do objeto com o qual parece querer manter contato mais longo e dedicar mais atenção. Em oito sessões, ela escolhe os mesmos objetos, detém-se em sua exploração, ampliando, assim, a informação e persistindo em seus projetos.

b) Compreender as estratégias: identificar os processos originais das crianças

Nessa fase do projeto, interessa-nos descobrir, seguindo Malaguzzi, os movimentos originais e imprevistos do pensamento infantil; observar como as crianças vão construindo suas estruturas de pensamento, reelaborando suas ideias e verificando suas hipóteses. Como já ressaltava Alfredo Hoyuelos no capítulo anterior, a estratégia se constrói e se desconstrói; a estratégia agrega a incerteza nas ações, entendendo-se a estratégia com base na visão de Malaguzzi, como multiplicidade de possíveis escolhas diversas, e, também, como a capacidade de estabelecer conexões.

> As crianças são inteligentes porque são capazes de estabelecer grandes conexões; ligações imprevistas do ponto de vista didático, e porque são capazes de compreender e incorporar, em sua ação, as conexões propostas. (Hoyuelos, 2003, p. 117)

É a análise das estratégias que nos ajuda a compreender os processos diferenciados de cada criança, conhecendo seus modos de explorar o mundo e de chegar ao conhecimento. Há crianças que confrontam a si mesmas e procuram novos desafios; outras buscam a repetição, testando suas conquistas em diferentes contextos. Enquanto algumas aprendem priorizando a ação, outras o fazem por meio de processos reflexivos, como no caso de Julia.

> Se observamos as crianças tentando resolver problemas, com frequência as veremos utilizar uma sucessão de diferentes estratégias em um período de tempo bastante curto, como duas ou três em um período de cinco minutos. Como a criança escolhe com qual estratégia começar e qual utilizar depois? E como ela chega a trocar — durante um período mais longo; às vezes, no prazo de uma hora; às vezes, durante vários anos — a primeira estratégia escolhida? (Thornton, 1998, p. 86)

Podemos observar, também, como suas estratégias evoluem junto com os objetivos a que se propõem. Muitas vezes, as crianças criam novas estratégias relacionadas com uma antiga. Como observa Thornton, a evolução das metas e das submetas derivadas da estratégia antiga pode inspirar processos novos e totalmente diferentes.

> Os processos-chave ao resolver problemas, escolher entre estratégias, inventar outras novas e proceder à retroalimentação têm algo importante em comum. Tratam sobre mudança: a mudança das estratégias iniciais para as posteriores, e das conhecidas para as novas. A mudança é a essência da resolução de problemas. (Thornton, 1998, p. 86)

Julia demonstra uma emoção cognitiva (tal como descreve Cabanellas em sua investigação sobre os ritmos infantis) em sua exploração das possibilidades físicas dos objetos. Primeiro, procura e escolhe as pulseiras, entre todos os objetos oferecidos pela educadora, e realiza com elas uma exploração longa e contínua.

Na sequência, podemos ver as diferentes estratégias que ela utiliza para a exploração do movimento de balançar. Os êxitos ajudam Julia a estabelecer regularidades que surgem quando a repetição dá lugar a resultados positivos. Em sessões anteriores, ela já tinha estabelecido numerosas relações espaciais e de proximidade entre os objetos, como amontoá-los, colocar um próximo do outro, juntá-los ou separá-los, colocar um dentro do outro... como se quisesse investigar o tamanho e a medida dos objetos, e as relações que podem ser criadas entre eles.

Os problemas que Julia encontra e como vai resolvendo-os fazem que ela vá modificando suas hipóteses iniciais e ampliando seus objetivos. Karmiloff-Smith (1994) se refere ao modo mutável como as crianças geram estratégias precisas para dar mais sentido às coisas. Para cada um de seus projetos, Julia experimenta diferentes modos de alcançar seus objetivos: seleciona as pulseiras que lhe parecem mais adequadas para serem mantidas estáveis ao balançar, coloca-as lentamente em posição vertical e mantém seu dedo apoiado de leve nelas até que consegue que se mantenham em tal posição. Repete a mesma ação sucessivamente. Julia comprova, assim, a contingência, uma vez que sua ação modifica a reação do objeto, ou seja, seu potencial de retroalimentação. Desse modo, comprova como as pulseiras de base mais larga mantêm melhor o equilíbrio. Isso é, sem dúvida, um aspecto interessante, já que um objeto que se modifica em consequência da ação que a criança exerce sobre ele reforça a tendência da criança de agir e controlar o ambiente que a rodeia.

Ao longo das sequências observadas, Julia mantém uma expressão tranquila, como se reconhecesse o domínio que tem na ação. Recupera esquemas de projetos anteriores, como a seleção prévia dos objetos segundo suas características, mas introduz novas estratégias para o objetivo a que se propõe, e o faz com perseverança. Testa e comprova se pegar várias pulseiras ao mesmo tempo é mais eficaz. Ao não conseguir, testa pegando-as de uma em uma. Tenta, também, modificando sua postura corporal, primeiro de cócoras, em uma posição em que se vê bem cômoda e estável; depois, experimenta sentada ou deitada no chão. Também modifica a inclinação de seu braço, comprovando, de acordo com a abertura do ângulo do antebraço, se assim consegue manter as pulseiras estáveis em seu pulso por mais tempo. Finalmente, deitada sobre um lado de seu corpo e com o cotovelo apoiado em um ângulo de 45 graus, consegue passar todas as pulseiras sem que nenhuma caia.

Sabemos que a inteligência é a capacidade de construir estratégias, e são estas que alimentam a aprendizagem mediante a construção de teorias. Como revela Karmiloff-Smith (1992), a criança não descobre como funciona o mundo físico apenas por meio da observação dos fatos, mas pela construção de teorias. Vemos como Julia, na reorganização de suas ações, na prolongação das sequências, na sua repetição e na sua generalização, realiza reestruturações sucessivas que regulam suas teorias, do mesmo modo que estas vão regulando suas sequências de ações. Ela descobre, por exemplo, quais características físicas devem ter os objetos para que possam manter-se em equilíbrio; assim como a pressão adequada de seu dedo para conseguir balançá-los; descobre, também, o controle de suas posturas corporais e o ângulo de abertura necessário do seu antebraço.

Também podemos tentar compreender a temporalidade no modo que as crianças têm de explorar e de conhecer. A investigação realizada por Cabanellas aprofunda essa procura dos ritmos infantis. Se analisamos a cadência e o ritmo de Julia no modo de explorar e descobrir os objetos, reconhecemos a continuidade, a intensidade, a repetição e a progressão de suas ações. Ela parece dedicar todo o tempo de que precisa para alcançar seu projeto de estabilidade e equilíbrio, do mesmo modo que repete suas ações para comprovar se suas estratégias foram adequadas. Em seu segundo projeto, Julia coloca as pulseiras mais de uma vez, abaixa a mão e olha como elas caem. Repete isso sucessivamente, com muita atenção, até conseguir seu objetivo.

c) Estabelecer relações

Assim como dizíamos que é importante selecionar o foco para concentrar a observação, quando interpretamos, não podemos perder de vista a inter-relação entre todos os elementos envolvidos, que determina e condiciona a interpretação. Segundo Malaguzzi, devemos entender a interpretação como ideia de bricolagem, de colocar em relação estrutural uma série de coisas que não vemos unidas (Hoyuelos, 2004a, p. 151). Relação entendida como interdependência: "É a partir dessa interdependência que a observação se faz relacional" (Hoyuelos, 2004a, p. 147). De acordo com a visão sistêmica ou relacional, embora possamos diferenciar partes individuais, essas partes não estão isoladas, e a natureza do conjunto é sempre distinta da mera soma de suas partes. Para o pensador sistêmico, as relações são prioritárias, tudo se relaciona e tudo está ligado, uma vez que os elementos observados só têm sentido se os integramos ao contexto em que nascem.

> As propriedades das partes não são propriedades intrínsecas, razão pela qual só podem ser compreendidas no contexto de um conjunto maior [...]. Na abordagem sistêmica, as propriedades das partes só podem ser compreendidas na organização do conjunto. (Capra, 1998, p. 49).

Assim, com base nessa visão sistêmica e ecológica, só podemos interpretar corretamente o que aconteceu por meio da interinfluência dinâmica entre os diferentes elementos. Seguindo a perspectiva vygotskiana, podemos analisar as relações e as interações entre os três elementos básicos da situação educativa: professor, aluno e conteúdo da aprendizagem. Não devemos esquecer que os processos de ensino-aprendizagem são, em essência, processos interativos com três vértices: a criança que está adquirindo uma aprendizagem; o objeto ou os objetos de conhecimento, que, nesse caso, constituem o conteúdo e o contexto da aprendizagem; e o adulto que toma decisões e interage com as crianças. Dentro de um contexto no qual as interações ganham um significado e cada um desses vértices é um sistema de relações em si mesmo.

> Se não consideramos as características do contexto físico e social, corremos o risco de perder o significado das observações. O mesmo processo pode ter significados diferentes segundo o contexto físico (posição no espaço, mobília, materiais disponíveis, tipos de proposta...) ou o contexto social (pessoas presentes, dimensões do grupo, grau de familiaridade, os papéis...). (Braga, Mauri e Tosi, 1999, p. 57)

As condutas exploratórias das crianças não podem separar-se do contexto no qual se produzem. A informação contida no objeto pode enriquecer ou empobrecer a experiência do conhecimento. Assim, vemos como determinadas características físicas e perceptivas dos objetos propiciam uma aproximação e uma exploração distintas. Entre a criança e o objeto se produz um acoplamento estrutural,[15] em que a criança parece ajustar-se às propriedades do objeto, e o objeto se ajusta ao sujeito. Em relação à disposição dos objetos no ambiente, vemos, também, de que maneira muda o sentido que as crianças dão à ação, conforme apresentamos os objetos de um modo ou de outro. É certo que a exploração de Julia teria sido diferente se ela não tivesse encontrado toda a variedade de material que a educadora tinha colocado. A apresentação dos objetos em cestas diferentes permitiu que Julia selecionasse e auto-organizasse seu processo de descoberta. No entanto, a diversidade de pulseiras encontradas (largas, estreitas, metálicas, de madeira, ovaladas ou redondas) também enriqueceu seus projetos.

A análise pode se concentrar, também, no papel que desempenham os colegas e o educador na atividade lúdica e exploratória que realizam as crianças. Procuraremos entender de que modo o cenário da brincadeira e os objetos estimularam ou inibiram as relações com os outros (já que nem todos os objetos servem, de forma igual, como mediadores sociais); como o tamanho do grupo e as crianças que participaram propiciaram dinâmicas diferentes, ou o papel que teve o educador como facilitador e dinamizador das relações.

---

[15] Maturana e Varela (1990, p. 90) definem o acoplamento estrutural como "[...] a compatibilidade criativa entre o ser e o ambiente, que se comportam como fontes recíprocas de perturbações, com recíprocas mudanças de estado".

Em nosso projeto, graças também às diferenças individuais, as sessões se enriqueceram. Cada menina contribuiu com seu estilo próprio, mas criando uma dinâmica de interinfluências enriquecedoras. Enquanto algumas meninas, com sua atitude sossegada e concentrada, propiciaram um clima de tranquilidade, outras mais dinâmicas e ativas deram ritmo e agilidade às sessões. A continuidade do pequeno grupo no projeto permitiu a complementaridade entre as meninas participantes. Sem dúvida, porém, foi igualmente fundamental a presença da educadora, sua localização no espaço e a segurança que soube transmitir. Em nossa sequência, vemos como o número reduzido de crianças proporcionou um clima favorável de calma e concentração. A presença atenta da educadora, em seu papel de observadora participante, facilitou a ação autônoma das crianças, graças à segurança afetiva que a presença do adulto confere.

Vimos que, embora a observação comece e se concentre em um aspecto entre todos os aspectos possíveis, na análise, deveremos ter em mente todas as inter-relações que determinam a situação observada e que confluem para ela.

2.7 Ajustar os contextos e a intervenção educativa

Cada sessão não nasce do nada. Na realidade, nunca é uma proposta inicial; trata-se mais de um *feedback* pensado com base na análise da sessão precedente. Essa retroalimentação circular do projeto surge de um desejo por aprofundar-se em determinados aspectos que não foram suficientemente esclarecidos. Também pode surgir para propor novamente à criança algum processo que ela mesma abandonou e que a análise mostrou ser importante recuperar. O adulto deve manter o problema proposto pela criança, não deixando que ela o abandone rapidamente; ir além dos limites da criança; voltar à proposta para repensá-la, enriquecê-la e transformá-la, possibilitando situações que levem a criança a voltar às aprendizagens que já realizou.

> Para isso, Malaguzzi propõe, como estratégias: saber escutar, observar, responder, imitar, prolongar, variar, complexificar, propor modificando o contexto. (Hoyuelos, 2003, p. 121)

Assim, por meio da escuta dos processos infantis, o educador intervém para enriquecer e ampliar os projetos das crianças e para orientar a ação. A observação atenta e contínua das ações das crianças fornece ao educador elementos para encaixar suas próprias ações nas das crianças ou para encaixar as ações das crianças nas suas. Segundo o conceito de *feedback* formulado por Kaye (1986), os adultos se mantêm disponíveis para variar suas próprias previsões e para ajustar sua intervenção às reais necessidades da situação. Eles vão dosando suas propostas, suas perguntas e suas ajudas de acordo com as ações das crianças.

Molina (1997, p. 260) se referia aos mecanismos de ajuste pedagógico e de influência educativa, que têm como objeto ajustar e reajustar o projeto que se havia previsto, de acordo com o desenvolvimento real dos fatos. No entanto, não é sempre que as intenções do educador correspondem aos objetivos das crianças, as quais, com frequência, nos surpreendem com suas ações e se afastam das intenções previstas pelo adulto. Produz-se, então, o que poderíamos chamar de uma certa assimetria entre os objetivos das crianças e os do educador. Com certeza, nossa educadora tinha imaginado processos diferentes nos projetos que havia observado; tinha selecionado objetos que, aparentemente, induziam a uma brincadeira simbólica, todavia, Julia seguiu orientando-se conforme suas comprovações, inclusive as físicas.

A ação educativa deveria ser dirigida a buscar essa complementaridade entre o projeto das crianças e o projeto do educador. Se o adulto não conhece os objetivos das crianças, não poderá ajustar adequadamente suas intervenções. Do mesmo modo que as crianças orientam a ação dos adultos para satisfazer suas próprias metas, os adultos devem se converter em bons interlocutores das crianças. Nesse caso, a educadora, sem intervir diretamente, observando com tato, apoiou os projetos de Julia. Com sua presença atenta, seu olhar e sua gestualidade, reforçou as descobertas que Julia ia realizando.

Como em qualquer interação complexa, na educação, poucas jogadas podem ser programadas previamente. Pode acontecer que não se chegue ao lugar onde se pensava ir, e sim que, ao longo do caminho, se mude a rota para chegar a outros lugares que, nesse momento, parecem ter maior interesse. Deve-se dar às crianças a possibilidade de que possam decidir quando e como transformar os projetos, observando suas intenções, e, a partir daí, acompanhá-las para manter e enriquecer seus projetos. Muitas vezes, as crianças nos mostram que a atividade pode progredir independentemente da direção sugerida pelo educador. A educadora, em sessões posteriores, pode oferecer a Julia outros objetos e materiais que lhe permitam continuar explorando seus desafios na procura da estabilidade e do equilíbrio, em que ela possa testar de novo suas competências adquiridas e, assim, enriquecer seus projetos.

Até aqui, vimos como a observação, como arte e ciência, se desenvolve em uma rede de sensibilidade, tato, sagacidade e compreensão. Uma observação que requer rigor e profissionalismo, mas, sobretudo, o desejo de maravilhar-se cada dia com os meninos e as meninas. Um maravilhamento que serve para, mais uma vez, narrar as capacidades infantis, torná-las públicas e evidenciar criticamente uma cultura da infância ainda desprestigiada quanto menores são as crianças.

Observar, como vimos, requer uma escuta sincera e respeitosa, a partir do coração. Malaguzzi, uma vez mais, falando de sua famosa *pedagogia da escuta*, consegue expressar melhor: "Sem escuta, o adulto perde as ferramentas imprescindíveis de seu próprio trabalho: o assombro, o maravilhamento, a reflexão e a alegria de estar com as crianças" (*apud* Hoyuelos, 2004a, p. 130).

3

COMPARTILHAR O TRABALHO: A DUPLA EDUCATIVA[1]

[1] Este capítulo é uma revisão crítica atualizada do artigo *La pareja educativa: um reto cultural* [*A dupla educativa: um desafio cultural*, em tradução livre], publicado na revista *Infancia*, n. 86, p. 4–10.

Alfredo Hoyuelos

Uma pesquisa francesa confirma que o trabalho isolado, o trabalho solitário da professora da escola infantil ou da escola primária[2] é o único que resiste em um universo de mais de 30 mil profissões disponíveis. Essa pesquisa ressalta todas as distorções, conflitos psicológicos, regressões e agressividade que são produzidos nessa forma inumana de trabalhar. E não podemos esquecer, em relação a um trabalho como esse, a defesa que se deve fazer da saúde física, mental e psicológica de quem ensina, simultaneamente com a saúde das crianças. É necessário romper com o penoso isolamento dessa profissão, aprender a trabalhar em equipe, em comunidade, conjuntamente, começando pela dupla educativa. É uma nova forma de cultura e de civilização, uma abertura para ver de modo diferente. É uma nova forma de conceber a escola, para evitar a terrível ruína dos docentes, da própria identidade vital e profissional. Mas, também, e isto é um grande paradoxo, a maior luta consiste em romper com as resistências que os próprios educadores oferecem em relação a trabalhar cooperativamente e em duplas educativas. A tradição cultural, com a qual se deve romper, impõe um condicionamento excessivamente brutal, pesado (Malaguzzi, 1969).

Este capítulo busca reunir alguns dos princípios filosóficos e educativos que dão suporte à ideia da dupla de profissionais em sala. Esses princípios foram recolhidos da experiência de algumas educadoras, professores e professoras,[3] de algumas reflexões teóricas e das extraordinárias colaborações de Loris Malaguzzi.

---

[2] N. do E.: no contexto espanhol, a escola primária atende crianças de 6 a 12 anos.
[3] Essas fontes podem ser consultadas nas Referências. Além disso, este capítulo traz um anexo [seção 3.6] com uma entrevista realizada com um professor e uma professora, mostrando as possibilidades dessa forma de trabalho.

3.1 O que é a dupla educativa

A dupla educativa consiste em duas pessoas (com a mesma categoria profissional, mesmo calendário, mesmas funções e mesmo salário) que compartilham, sem divisões nominais, um único grupo de crianças, durante a maior parte da jornada laboral. Dois profissionais que partilham a responsabilidade da relação com as crianças, com as famílias, e que têm o mesmo poder de decisão.

A dupla educativa rompe, culturalmente, com o modelo tradicional de uma professora com um grupo de crianças, ou com o agrupamento de duas pessoas em que há uma professora ou um auxiliar com diferentes funções e categorias.

3.2 Um tema da atualidade

Até alguns anos atrás, a dupla educativa era algo residual de experiências muito concretas e só existiam salas isoladas que atuavam com essa forma de trabalho. Neste momento, tanto no campo teórico quanto na prática pedagógica, ampliaram-se as reflexões sobre essa maneira diferente de entender o trabalho educativo. Por exemplo, o Grupo de Pesquisa em Organização de Centros,[4] dirigido por Joan Teixido; as Comunidades de Aprendizagem ou a prática da Educação Inclusiva pesquisam ou defendem essa forma de organização escolar.

---

[4] N. da T.: Grup de Recerca en Organizació de Centres, no original.

Recentemente, também, tive muito prazer em ler um artigo (Marin e Viñas, 2014) em que se narram as vantagens dessa experiência de dois docentes na mesma sala, em um instituto de educação secundária.

3.3 Por que a dupla educativa

Trabalhar em dupla – comentam, de forma reflexiva, as pessoas que tiveram essa experiência[5] – traz, inicialmente, insegurança e medo; implica um desafio não habitual, porque exige negociar, confrontar, compartilhar, escutar, dialogar, discutir, fazer concessões, flexibilizar posturas, calar, falar... Valores que, por sua vez, em algumas ocasiões, exigimos das crianças: "Esse trabalho cooperativo supõe manter relações positivas entre nós. Exigimos trabalho em equipe e cooperativo das crianças, e nós não somos capazes de sair de nosso egocentrismo e trabalhar com outros profissionais" (Salamanca, 2011, p. 101). De fato, alguns profissionais, se observam que uma criança brinca sozinha, não compartilha "suas coisas", não se relaciona com os demais, ou se observam nela dificuldades para entrar em contato com os outros alunos, começam a se preocupar, falam com o orientador ou a orientadora da escola, comunicam aos pais da criança. Durante anos, em muitas escolas, propus o trabalho em dupla educativa e recebi negativas para fazê-lo, com a alegação, entre outras falas insensatas, de que "melhor só que mal acompanhado". Nesse caso, não existe um protocolo quando observamos

---

[5] Figuerido e Saldaña (2004), Coll e Moll (2005), Salamanca (2011); ou podem ser vistas, também, as opiniões de Escaray e Pena ao final deste capítulo.

as dificuldades de professoras ou professores para trabalhar com um colega e compartilhar "suas coisas". Não sabemos com quem falar, o que fazer, como tratá-lo(a) ou se temos que comentar sobre essa dificuldade com seu pai ou sua mãe.

O medo paralisante, a tradição, a genética profissional e a influência de terceiros impuseram formas de solidão que, em alguns casos, tornam-se doentias.

É hora de romper com esse costume tão arraigado e defender, como modelo organizativo, o trabalho em dupla educativa. Depois da vertigem inicial e reconhecendo as virtudes de experimentá-lo e praticá-lo, são muitas as razões que dão suporte – ideologicamente – a essa maneira criativa de entender a profissão.

Os argumentos em defesa do trabalho em dupla educativa são relacionados a seguir.

3.3.1 Argumentos culturais e contraculturais

Tradicionalmente, ainda hoje, a escola perpetua a ideia de uma professora-tutora com um grupo de crianças; trata-se de uma pessoa que busca educar de modo solitário. Essa forma de trabalho não mudou – salvo exceções – em toda a história da educação. Pensando bem, trata-se de uma situação de perda para a profissão. É difícil sobreviver profissionalmente em um entorno no qual não se pode – no cotidiano – compartilhar com ninguém as emoções e as ideias implícitas na extraordinária tarefa de educar. Essa solidão ou esse distanciamento podem, em algumas ocasiões, como assinala Malaguzzi, provocar a síndrome do professor esgotado[6] e algumas das depressões que os profissionais podem sofrer.

A dupla educativa desafia a ideia cultural de separação, de reinos de pequenos reinos,[7] de confinar-se sozinho em sala, de considerar as crianças propriedade privada de alguém. Morin (2001a, p. 130) escreve de modo bem claro:

> Muitos professores estão acomodados em seus costumes disciplinares. Estes, como dizia Courien, são como lobos que urinam para marcar seu território e mordem aqueles que adentram nele. Existe uma resistência obtusa, inclusive entre espíritos refinados. O desafio é invisível para eles.

A dupla educativa rompe o território do que está delimitado como propriedade privada para abarcar a aventura da ambiguidade ou do impreciso. Valores de uma enorme envergadura educativa.

Malaguzzi costumava comentar que, em uma classe com apenas uma professora e um grupo numeroso de crianças, não se pode educar; apenas se consegue realizar uma "pedagogia bucólica", em referência a um rebanho de ovelhas que devem ser contidas em um curral com um pastor.

Nesse sentido, a dupla educativa supõe uma provocação e uma ruptura cultural.

3.3.2 Argumentos baseados na filosofia da complexidade

Se acreditamos e defendemos um menino ou uma menina complexos, não é apenas porque cremos que, desde o nascimento,

---

[6] N. da T.: ou síndrome de *burnout*.
[7] N. da T.: *reinos de taifas*, no original.

eles têm grandes capacidades que não são simples nem devem ser simplificadas. É, também, porque abarcamos um tipo específico de filosofia que é conhecida como teoria da complexidade. Dessa teoria, como expliquei no primeiro capítulo, extraímos alguns princípios que agora aplicamos ao tema que nos concerne:

- **Princípio da relação partes-todo.**[8] Esse princípio afirma que o todo é mais e menos que a soma das partes. Efetivamente, uma dupla educativa não é um mais um. Não consiste em somar as possibilidades de um e de outro, e sim as capacidades de duas pessoas trabalhando em conjunto.
- **Princípio dialógico.** A dialógica implica, mantendo vivas as contradições, pôr em diálogo, em relação e em discussão pública as ideias de várias pessoas; nesse caso, de uma dupla que compartilha uma mesma sala.
- **Princípio da complementaridade.** Significa assumir, humildemente, que somos "incompletos" e que existe a necessidade de nos encontrarmos com os demais para podermos intercambiar pontos de vista. Cada um de nós – consciente ou inconscientemente – tem uma forma de olhar, de ver ou de agir. Cada profissional tem uma imagem particular de cada criança. Mas não apenas isso, pois cada um de nós – potencialmente – cria uma forma de relação e de atitude imposta por nossa

---

[8] Para ver uma definição filosófica desses princípios, pode-se recorrer, entre outras obras, a Morin, Roger e Domingo (2002). Eles também aparecem mais desenvolvidos no primeiro capítulo deste livro: *A complexidade na escola infantil*.

formação, nossa cultura ou nossas expectativas. Desde o nascimento, os meninos e as meninas são capazes de estabelecer diferentes relações com diferentes pessoas. Retomarei esse tema no último capítulo. Esta é uma das riquezas do ser humano que a escola pode empobrecer. Em um grupo com apenas uma professora, as opções ficam reduzidas. Não existe uma profissional, por mais bem formada e motivada que esteja, que seja capaz de satisfazer os ritmos, os desejos, os direitos, e de estabelecer relações significativas com cada uma das crianças da sala. Com duas pessoas, as opções das crianças – no mínimo – se duplicam. O fato de que duas professoras compartilhem o mesmo grupo de crianças implica, também, relacionar pontos de vista, inclusive divergentes. Cada um de nós cria uma imagem subjetiva de cada criança. Ao menos, dois pontos de vista diferentes evitam rotular prematuramente e, sobretudo, ensina-nos a escutar outras versões de cada criança, versões estas que contribuem com diversas *imagens* desconhecidas de cada menino ou menina, oferecendo maior liberdade de escolha, e menos preconceitos e rótulos. Dessa maneira, a subjetividade se transforma em intersubjetividade.

- **Princípio da descontinuidade horizontal e vertical.** Acreditamos na continuidade como algo desejável. Mas a continuidade – em algumas ocasiões – é uma simplificação da vitalidade experiencial. Duas pessoas, trabalhando em conjunto, oferecem às crianças diferentes modelos de interação e de formas de se autoconhecer. A identidade se complexifica para se tornar mais rica e de qualidade. As crianças também podem escolher diferentes pessoas, de acordo com as propostas ou brincadeiras. Como se, de forma inteligente, descobrissem que podem estabelecer relações e normas diferentes com cada indivíduo. O mesmo, acredito, acontece conosco, pessoas adultas. Às vezes, porém, pode nos parecer que a descontinuidade (que não devemos confundir com a incoerência ou a incongruência) nos faz entrar em contradição.

- **A contradição é outro dos princípios** desejáveis e vitais da complexidade. A contradição nos convida a estar vivos. Talvez Eugenio Trías seja mais explícito:

> A própria vida existe e decorre da contradição. Onde há contradição, há força vital. A contradição é o próprio signo do que vive, do que está plenamente vivo. Encontra-se, nesse sentido, nos lados opostos da identidade. A vida não pode ser determinada de modo unívoco: em campos contraditórios. E isso não é um signo de impotência e debilidade. Devemos aprender a viver com as contradições e aprender a nos relacionarmos com elas. (Trías, 2000, p. 43)

3.3.3 Argumentos de caráter ético-educativo

Educar significa, para Loris Malaguzzi, confrontar e discutir publicamente interpretações possíveis sobre a maneira de fazer educação. Implica coincidir no desejo de respeitar a cultura infantil, mas não na forma unívoca de ver a criança. Educar comporta abrir-se à crítica, estar disposto a expor-se publicamente às considerações dos demais, a aprender a realizar apreciações e avaliações sobre o trabalho dos outros profissionais, e a distingui-las das críticas pessoais.

A dupla educativa, nesse sentido, proporciona maior riqueza e complexidade ao grupo: mais modelos, mais conflitos sociocognitivos, mais ideias. As crianças são sensíveis a esses acordos e desacordos construtivos. Educar denota saber, continuamente, entrar em consenso e "desconsenso".

Também fiz referência à importância da liberdade de escolha. Muitas vezes, observei como as crianças (e – temos que reconhecer – nós também, os profissionais, bem como os pais) escolhem ou não escolhem pessoas específicas para manifestar diversos apegos. Vínculos que não são indiscriminados e que são estabelecidos segundo as circunstâncias, os âmbitos ou os contextos.

Da mesma forma, eticamente, a educação consiste em conceber a profissão de maneira social. O trabalho em dupla ajuda a explicitar melhor as ideias, a justificar nossas escolhas educativas e a conhecer diversos valores que as crianças sabem apreciar, porque os percebem de forma negociada no mundo das pessoas adultas.

O trabalho em dupla é, na verdade, um modo de realizar cotidianamente as possibilidades democráticas da escola como enfoque formativo.

3.3.4 Argumentos organizativos

A dupla educativa permite ampliar as oportunidades organizativas, que se ampliam na possibilidade de trabalhar – ao longo do curso – com todo o grupo, subdividido em grupos pequenos de diferentes dimensões ou de forma individualizada. Duas pessoas podem estabelecer muitas possibilidades qualitativas e quantitativas de formas organizadas de praticar a tarefa educativa.

Desse modo, oferece uma maior flexibilidade organizativa de disponibilidade de propostas, horários, materiais e relações. Um grande êxito para quem, desafiando o medo e a insegurança da profissão, quis prová-los. Um trabalho em dupla que é – para Malaguzzi – apenas um dos elos da grande cadeia de todo o trabalho cooperativo que se realiza na escola.

3.3.5 Argumentos sobre a diversidade de papéis

Um professor ou uma professora sozinhos com um grupo de crianças dificilmente experimentam papéis diferentes dos que lhes impõe a própria situação ou a própria tradição de "ensinante".

A ideia da dupla permite, de acordo com as ocasiões, coordenar e estabelecer papéis de atuação complementares. Possibilita, além disso, que uma das profissionais observe e possa exercer um olhar crítico sobre como é a relação da colega com as crianças.

A organização por duplas educativas permite, também, uma observação mais detalhada dos acontecimentos cotidianos, já que, em algumas ocasiões, uma das pessoas – por revezamento – pode ser "liberada" para fazer observações oportunas que levem à analise e à reflexão sobre a própria prática educativa. Isso permite experimentar e definir, assim, novos papéis de intervenção.

3.3.6 Argumentos baseados na resiliência e na capacidade humana de adaptabilidade

A resiliência[9] é a capacidade ou os recursos que um indivíduo tem para – com otimismo – solucionar os problemas e se refazer diante das graves adversidades da vida. Para que isso seja possível, são necessárias algumas condições. Entre elas, é importante ressaltar que a capacidade de estabelecer múltiplos vínculos com diversos sujeitos permite uma personalidade com uma *adaptabilidade* mais flexível. A dupla educativa possibilita isso.

3.3.7 Argumentos neurológicos

O ser humano está apto, também em termos neurológicos, a fazer múltiplos contatos sociais, e é capaz – precocemente – de distinguir as faces das pessoas com grande facilidade, estabelecendo discriminações e comparações visuais significativas.

Da mesma forma, as múltiplas relações prematuras (o que não quer dizer que sejam excessivas ou indiscriminadas) com diversas pessoas possibilitam ampliar as competências neuronais.

---

[9] Ver, por exemplo, as obras de Boris Cyrulnik ou de Michael Manciaux.

3.3.8 Argumentos laborais e funcionais

Não é incomum que um professor ou uma professora fiquem em uma situação de dispensa laboral por doença ou que haja diversas ausências laborais justificadas. Em algumas ocasiões, pode ocorrer que a pessoa substituta também fique doente. A dupla educativa possibilita conferir certa estabilidade à turma, uma vez que, se falta uma pessoa – e enquanto esta é substituída –, a situação organizativa e a finalização do projeto que está sendo realizado nesse momento ficam mais asseguradas. As crianças e a nova professora têm, dessa maneira, uma referência mais segura e estável.

3.3.9 Argumentos emocionais

A dupla educativa permite compartilhar mais sonhos, mais estratégias e mais emoções positivas. Os sonhos contagiam profissionalmente e provocam uma retroalimentação positiva que, por sua vez, emociona. Comprovei pessoalmente – quando trabalho em dupla, diferentemente de quando o faço sozinho – que rimos mais, que há mais brincadeiras que nos ajudam a tornar mais divertida a difícil tarefa de educar. Diariamente precisamos ter alguém próximo, com quem nos emocionarmos em relação ao que vemos ou interpretamos. E acreditamos que as crianças agradecem muito por isso. O humor e a alegria, como forma de resiliência, são bons exemplos para as crianças.

Essa forma de trabalho possibilita contrastar experiências, argumentos, enriquecer-se mutuamente e complementar-se. E tudo isso confere à profissão um significado emocional de grande valor vital e educativo.

3.3.10 Argumentos sobre virtudes e atitudes para a colaboração

Teresa Huguet e Cristina Salamanca nos oferecem argumentos suficientes sobre a importância de trabalhar em dupla educativa (Huguet, 2009; Salamanca, 2011). Ambas destacam a concretização das seguintes capacidades: romper com o isolamento, a melhora do processo educativo e da prática docente, a ampliação das possibilidades de relação, a colaboração não assimétrica, a autonomia, a corresponsabilidade, o reconhecimento da mútua competência, a atitude de promover mudanças, o reconhecimento e a curiosidade ante o saber do outro, a aceitação e a valorização da diversidade como riqueza, a empatia ou a capacidade de se colocar no lugar do outro, o fomentar e gerar relações de confiança, e o "[...] potencializar a indagação, a criatividade e a busca conjunta de soluções, sem evitar a confrontação tranquila de opiniões ou a exploração de alternativas" (Huguet, 2009, p. 87).

Capacidades e valores que as crianças, que estão em crescimento, têm o direito de vislumbrar – como modelo pertinente e coerente – com as pessoas adultas com as quais convivem.

3.4 Algumas resistências ou críticas à dupla educativa

Ao longo desses anos, ouvi algumas resistências ou críticas à possibilidade de trabalhar em dupla educativa quando, em diversas ocasiões, propus unir dois grupos, de duas educadoras ou professoras, em uma unidade só. Tratarei, agora, de pontuar algumas dessas objeções e de dar uma breve resposta a elas.

3.4.1 Não existe um hábito criado; o trabalho em dupla gera incômodo ou medo

Observei que não existe, salvo as exceções citadas, o costume de trabalhar em dupla, de sentir-se observado; e há o medo de perder certa "naturalidade". Espontaneidade que nem sempre é adequada para um trabalho qualificado e profissional. Essa insegurança de alguns e algumas profissionais estabelece uma severa resistência – histórica – a possibilitar essa forma idônea de trabalho. Penso que chegou o momento de realizar – com eventuais ajudas – um esforço pessoal e laboral para dar uma virada antropológica a essa situação.

3.4.2 A dupla rompe com a possibilidade de um apego significativo e com a importância da figura de referência

A ideia do apego provém de John Bolwy. Sem dúvida, em nossa opinião, há ideias interessantes para resgatar desse pesquisador inglês. Sabemos, graças às teorias do *attachment*, que estabelecer relações sólidas com figuras de referência estáveis é imprescindível para o crescimento emocional e psíquico. De fato, somos conscientes de que os transtornos do vínculo afetam a capacidade de explorar e o desenvolvimento da autonomia. No entanto, a dupla educativa não implica que a criança não possa sempre estabelecer vínculos seguros e estáveis, e quando haja, também, uma estabilidade por parte dos profissionais. O maior erro dessas teorias, porém, consiste em acreditar que os bebês são inatamente monotrópicos, ou seja, que têm uma predisposição a formar uma relação privilegiada com uma pessoa. Não estou, em nenhum momento, duvidando da ideia básica de vínculo afetivo positivo e seguro, sem codependências desnecessárias, baseado na confiança, na autonomia e na segurança.

Todavia, desde o nascimento, as crianças são capazes de desenvolver uma variedade de relações importantes, que variam em intensidade de pessoa para pessoa e de dia para dia. Para dizer de outra maneira, os bebês não estão obrigados a se relacionar só com uma pessoa quando existem outras possibilidades. Com isso – repetimos – não queremos dizer, de forma alguma, que a afetividade ou a relação singular com a mãe e o pai não sejam vitais, nem que as crianças não escolham figuras de referência (como também ocorre conosco, adultos). A dupla educativa, porém, amplia essa possibilidade.

As investigações realizadas por Fornasa, Tampieri, Rodolfi e Alpi, entre outros, corroboram a ideia de como as crianças são capazes de se sentir dentro, com comodidade, de um sistema ou rede de relações múltiplas e contextuais que colocam em dúvida o conceito tradicional de díade.[10] Nesse complexo cenário, além das pessoas, temos que considerar que existem espaços, objetos, mobília, microclimas, luzes e cores que ampliam as possibilidades de relações estéticas que as crianças exploram.

3.4.3 A dupla educativa pode impedir o desenvolvimento de cada uma das profissionais e gerar dependências

Se conhecemos a dinâmica de dupla, existe a possibilidade de que – em algumas ocasiões – uma das pessoas assuma um papel dominante, e a outra, um papel submisso; como se a uma das profissionais fosse dado o poder de decisão. É importante superar essas situações e aprender a negociar constantemente com a outra pessoa, com base no princípio da complementaridade. Sobre esse tema, também falam Alicia e Joaquín na entrevista que pode ser lida mais adiante.

3.4.4 Há diferentes formas metodológicas de trabalho

Podemos descobrir, inclusive na mesma escola, formas muito distintas e diferentes metodologias educativas, sobretudo na faixa de 3 a 6 anos. O dito popular de que "cada professorzinho tem o seu livrinho"[11] é, em muitas ocasiões, um obstáculo e um impedimento para poder estabelecer formas cooperativas

---

[10] N. da T.: termo usado na Sociologia acerca da dinâmica dos grupos sociais pequenos (de dois), nos quais se acredita que há uma interação social mais intensa do que em grupos maiores.
[11] N. da T.: *cada maestrillo tiene su librillo*, no original.

de trabalho. Cada profissional, dessa forma, permanece trancado em sua jaula de ouro, em seu reino de pequenos reinos.

3.4.5 E se não nos dermos bem?

Nos programas escolares, alguns objetivos falam de socializar as crianças. Malaguzzi, de forma provocadora, afirmava que é melhor que algumas professoras se preocupem, como comentamos, mais com o seu próprio egocentrismo e sua incapacidade de socialização e de trabalhar com outros profissionais, do que com o suposto egocentrismo das crianças.

3.4.6 Os grupos ficam mais numerosos

Não podemos negar que, com as *legalmente ilegais* proporções tão elevadas de alunos por sala, o ato de unir dois grupos pode levar a uma massificação da classe. Entretanto, decidindo com responsabilidade, as inúmeras vantagens oferecidas por uma dupla educativa convidam a estimular sua proliferação.

3.4.7 O risco da *fofoca*

É verdade – já pude observar algumas vezes – que pode acontecer que as duas pessoas passem muito tempo falando entre si, dentro da classe, sobre temas que não têm nenhuma relação com questões que afetam o bem-estar das crianças. Estas, de certo modo, estão "sozinhas" brincando nos espaços com os materiais, e apenas são atendidas se acontece algo especial.

É necessário apelar ao profissionalismo para distinguir entre estar presentes e dar presença a uma relação com as crianças que, a meu ver, deve encontrar também as virtudes do silêncio (Torralba, 2001).

3.5 Para começar

Quando passa o período da matrícula, diversas escolas começam a contar o alunado com a esperança de comprovar se os grupos — por exemplo, de três anos — ultrapassam o número mágico de 25, e poder solicitar um desdobramento da classe. É tempo de conjecturas e prognósticos.

Tradicionalmente, esse desdobramento foi visto como uma panaceia para poder curar uma das doenças de que sofre o sistema educativo: o excesso de crianças por professor ou professora. Reconhecendo, desde o princípio, que as proporções de alunos por sala estabelecidas pela legislação vigente são vergonhosas, não acredito que a solução seja pedir a redução do número de alunos por classe. Penso que é mais educativo solicitar que aumentem o número de professores e professoras que podem, ao mesmo tempo, trabalhar com um grupo de crianças.

É importante romper, de uma vez por todas, com o conceito tradicional e incoerente de classe como grupo de crianças com apenas uma pessoa adulta. Colocando em números, é preferível (por exemplo) – se o espaço permite em qualidade e quantidade – um grupo de 33 alunos com duas professoras do que duas turmas separadas de 16 e 17 alunos.

Uma dupla, já comentei anteriormente, não é 1 + 1. Há um antigo provérbio que afirma como a relação entre as pessoas não é algo material: "Se uma pessoa tem uma moeda e a troca com outra pessoa, ao final, cada uma tem uma moeda; mas se uma pessoa tem uma ideia e a intercambia com outra pessoa, cada uma tem duas ideias". A dupla educativa aumenta as opções, a criatividade, o cooperativismo, a solidariedade, a relatividade etc. Valores dos quais nós, pessoas adultas, devemos dar exemplo, acima de tudo, às crianças, que são muito sensíveis à forma como os mais velhos se relacionam.

Loris Malaguzzi, mais uma vez, expressa melhor isso:

> A copresença (e, em um sentido mais amplo, a concepção de um trabalho cooperativo) que havia desde o princípio supõe uma consciente ruptura com o tradicional distanciamento dos educadores que não compreendem sua liberdade didática e, dessa maneira, legitimam sua solidão humana e, também, a profissional e a cultural. Isso é um fato que, na verdade, empobrece e enfraquece muitas potencialidades e muitos recursos que são importantes para qualificar e tornar eficaz a tarefa educativa [...]
>
> O trabalho em dupla e, depois, o das duplas em grupo oferecem grandes benefícios, para crianças e adultos, tanto no plano educativo quanto no psicológico. Além disso, porém, esse trabalho em dupla, que se incluía em um projeto interacionista e socioconstrutivista, constituía o primeiro tijolo que, com outros, formava uma ponte que nos levava até a ideia de gestão social e de participação dos pais.

As crianças, que estão naturalmente disponíveis, não se tornam amigas ou professoras entre si retirando os modelos do céu ou dos livros. Retiram e interpretam os modelos dos professores e adultos: tanto mais se estes sabem trabalhar, discutir, pensar e investigar juntos. (Malaguzzi, 2001, p. 77-78)

3.6 Um caso concreto

Alicia Pena e Joaquín Escaray são professores de educação infantil que trabalharam em dupla educativa durantes dois anos no Colégio Público San Francisco, em Pamplona. Alicia era tutora de 11 crianças de 3 anos; e Joaquín, tutor de 10 crianças de 4 anos. Ao finalizar seu segundo ano letivo, refletiram sobre essa nova forma de trabalho que nunca tinham experimentado.

Como, por que e para que surgiu a ideia de fazer uma dupla educativa em sua escola?

Tínhamos bem poucos meninos e meninas em cada uma das duas salas, uma com crianças de três anos e outra com crianças de quatro anos. Era muito triste ver que só havia cinco ou seis crianças em cada turma. Pensamos em juntar dois tutores para criar apenas uma turma. É um novo projeto de reorganização escolar. Isso nos fez pensar, também, em como podia ser o trabalho com os especialistas e com a equipe administrativa, para providenciar mais recursos e poder organizar oficinas com um grupo pequeno. O fato de juntar as duas salas nos deu a possibilidade de liberar uma delas para montar um ateliê, já que tínhamos um espaço vazio.

Isso nos fez pensar que é importante partir da ideia de compartilhar. De sair da tradicional tolice individualista de *minha* turma, *minhas* crianças, *meu* grupo, *meu* armário, *meu*... Tínhamos muitas dúvidas: como os pais, os especialistas e a direção veriam isso... Tudo deu certo.

Quais valores destacariam do trabalho em dupla educativa?

O valor mais importante é a complementaridade. Cada um tem um estilo muito diferente de ser e de agir. Com o tempo, chegamos a um equilíbrio com diferentes papéis. Além disso, somos um homem e uma mulher. Isso é um valor agregado. Partimos sempre da importância da cooperação, sem que um mandasse no outro, concebendo o trabalho como valor de igualdade, sem hierarquias desnecessárias.

Outro valor importante é a confiança mútua, uma confiança que cresceu com o tempo. No começo, é verdade que os dois ficavam à espera. Era a falta de costume.

Ao nos juntarmos, parecia que cada um estava levando suas crianças e suas famílias, mas não foi assim. Quisemos compartilhar tudo desde o início.

Outro aspecto a ressaltar é o humor, a ironia. Em dupla, tudo isso é mais rico, e as crianças puderam nos ver rindo e brincando, fazendo piadas. Isso é uma riqueza, uma retroalimentação constante. Desfrutamos mais, e com mais tranquilidade, os momentos que passamos com as crianças.

O que acrescenta, a cada um de vocês, trabalhar em dupla educativa?

O trabalho é mais eficaz. Cada um de nós pôde realizar trabalhos e papéis diferentes. Por exemplo, um de nós podia dedicar-se mais a documentar por meio de fotografias, enquanto o outro se encarregava da dinâmica na sala, da relação com as crianças. Também nos permitiu montar grupos pequenos ou atender alguma criança em particular, para dedicar a ela um tempo individualizado.

Além disso, em determinado momento da dinâmica na sala, no qual vimos uma grande diferença nas brincadeiras entre os meninos e as meninas, com papéis muito distintos e, inclusive, estereotipados, decidimos que Alicia interviria mais com os meninos e Joaquín, com as meninas. Foi maravilhoso e, ainda que não sempre, evitou que alguns meninos e algumas meninas vissem certas brincadeiras ou certos papéis como apenas de homens ou apenas de mulheres.

Aprendemos muito um com o outro. Quando cada um está sozinho em sua sala, não temos a oportunidade de ver como outro profissional tem uma forma diferente de trabalhar. O importante é saber que nós dois compartilhamos e que os dois *carregamos o time nas costas*, que nenhum se balança. Outra coisa importante é que é preciso conversar muito, sistematizar o diálogo, para que tudo seja compartilhado.

O que significa, para a sua escola, o trabalho em dupla educativa?

Não quisemos, intencionalmente, dar muita publicidade, para que não surgissem suscetibilidades e algumas proibições.

Não sabemos por que, mas não foi além de tudo o que desejávamos. Também queremos destacar o trabalho realizado pela especialista de inglês, porque ela se adaptou perfeitamente a essa maneira de trabalhar. Além disso, de alguma maneira, estávamos unidos com uma colega de ciclo que estava em uma turma de três anos. É uma pena que não superou as nossas expectativas, e isso nos faz pensar. Praticamente ninguém do restante da equipe de educação infantil, embora conhecessem nosso trabalho, quis perguntar ou saber mais. Talvez seja uma dinâmica de trabalho que cria muitos conflitos que não estamos dispostos a enfrentar, porque rompe com uma maneira tradicional de trabalhar.

O que significa, para as crianças, o trabalho em dupla educativa?

Para as crianças foi muito positivo. Tínhamos mais tempo para preparar as propostas, por exemplo, o ateliê, porque um de nós podia fazê-lo com mais tranquilidade enquanto o outro estava com as crianças. Também podíamos juntar as coisas e limpar tudo melhor.

Também pudemos proporcionar mais segurança e tranquilidade para as crianças. Elas nos procuravam como referência em momentos diferentes, e se um estava ocupado, procuravam o outro. Isso é uma possibilidade a mais.

Havia, também, um menino que estava no grupo de Alicia e que não tinha modelo paterno em casa, e vimos a possibilidade e a disposição de Joaquín dar a ele mais presença. Pudemos comprovar como certas condutas agressivas do menino diminuíram, e houve momentos impensáveis no início, de relaxamento. Sua atitude com Alicia, por sua vez, era de maior agressividade. Esse exemplo, de diferentes maneiras, também serviu para o trabalho com outras crianças, pelos diferentes papéis que nós dois desempenhamos.

Se vocês têm alguma história ou observação sobre o sentido para as crianças, podem narrá-la.

As crianças viviam tudo isso com muita naturalidade. Catalina, uma vez, nos disse que éramos "como marido e mulher". Nós dissemos a ela que éramos uma dupla pedagógica. E ela: "Pois é isso, que vocês dão muitos beijos e abraços". Era divertido.

Quais papéis diferenciados cada um de vocês realiza com as crianças?

Joaquín: Eu concebo minha relação com as crianças, também, com uma pitada de sarcasmo, de ironia, de humor. Tenho que trabalhar mais o conceito de autoridade.

Alicia: Eu sou de dar muitas explicações. Somos diferentes.

J.: Eu, intencionalmente, me encarregava de varrer, descascar a fruta, limpar... Isso rompia com certos esquemas que algumas crianças veem em casa.

A.: Eu sou do tipo mais maternal, mais de dialogar...

J.: E eu, mais de *alfinetadas*...

A.: Foi bom haver essa diferença, que foi se equilibrando com o tempo. Joaquín é mais organizado. Eu via como ele administrava a sala e, para mim, era bom o jeito como ele organizava o tempo.

J.: Em determinado momento, pensei se eu não estava mandando demais e assumindo a liderança. Pouco a pouco, conversando muito, compartilhando momentos de muita cumplicidade, comunicação e confiança, chegamos a um equilíbrio maior, excelente.

A.: É importante falar sem reticências.

Com base na sua própria auto-observação e na observação do(a) outro(a), como é o vínculo diferenciado com as crianças?

Foi muito bom para pais e mães verem que éramos dois. Isso lhes deu mais segurança. Alguns deles viram isso como algo normal, e não sabemos se eles se deram conta do extraordinário dessa forma nada habitual de nos organizarmos.

Com alguns pais, o fato de Joaquín ter se dirigido a eles indicava mais autoridade. Buscamos diferentes relações para evitar certos estereótipos sociais ou culturais que estão enraizados em algumas famílias. Temos de levar em conta que todas as nossas famílias são imigrantes ou de minorias étnicas. Foi muito interessante romper estereótipos de papéis e dar outras visões.

Como é a relação (de cada um de vocês) com os pais e, diferentemente, com as mães?

J.: No início, eu tinha muita dificuldade de me dirigir às famílias que, supostamente, eram da turma de Alicia. Pouco a pouco, fui me aproximando dos pais e das mães das crianças de Alicia e acredito que o mesmo aconteceu com ela. Embora, às vezes, víamos que as famílias se dirigiam ao tutor com o qual tinham começado o ciclo de educação infantil.

Os pais, em particular, se achegavam muito menos às classes. Uma das razões era porque trabalhavam fora, ou simplesmente porque, nesse momento, não tomavam parte da vida de seu filho ou de sua filha. A verdade é que muitas de nossas famílias são monoparentais.

Percebi que muitas mães se relacionavam mais com Alicia, na hora de estabelecer uma comunicação sobre sua vida e seu estado psicológico, o qual influenciava diretamente no estado das crianças.

Na hora de participar em atividades da turma (oficinas, excursões...), a presença das mães era maior.

Como relato, temos a situação de um pai de aluno que, naquele momento, estava desempregado. Esse pai assumiu que a comunicação e o contato com a escola se realizariam por meio dele. Sua participação em diversas atividades foi muito grande e sua disposição foi total a todo momento. Em algumas ocasiões, ao conversar com ele, eu intuía que esse pai queria sentir-se útil e participar da educação de seu filho, mas também existia o componente de que "eu sou o único pai que vem à escola"; as demais eram mães.

A.: Os pais e as mães se aproximavam de Joaquín e de mim, de acordo com o que, também para eles, representava uma mulher e um homem. Isso, aliado ao fato de os grupos não terem começado juntos desde o primeiro momento, refletia uma confiança diferente para conversar em determinados momentos com ele ou comigo. No entanto, pouco a pouco, a exemplo de seus filhos, eu senti o apreço de todas as famílias, e Joaquín também.

Pensando na organização escolar, que possibilidades oferece o trabalho em dupla educativa?

A organização do trabalho em dupla educativa oferece diferentes possibilidades para considerar. A possibilidade de haver duas pessoas juntas no mesmo lugar, acompanhando a criança, ou as possibilidades de atenção são muito maiores. As ideias se multiplicam; os diferentes pontos de vista se enriquecem.

Outra possibilidade que essa organização oferece é que os dois que estão na classe adotem diferentes papéis, como fizemos. Por exemplo, um pode estar auxiliando uma criança em sua atividade e o outro pode estar observando e documentando os processos. Nesse sentido, uma das possibilidades mais bonitas é o fato de poder documentar as experiências na classe. Se existe uma coisa que faz as crianças aprenderem são as experiências que elas vivem e sentem, mas o normal não é que haja dois adultos que possam se organizar para reunir e moldar essas experiências.

A observação a partir de diferentes pontos de vista possibilita que aspectos que para um possam passar despercebidos, para outro tenham importância.

A comunicação se amplia. O fato de levarmos o outro em consideração faz que queiramos explicar-lhe nossa visão detalhadamente, para que ele a entenda e a enriqueça. Em determinado momento, percebemos que estávamos no mesmo barco e que, com um simples gesto, já sabíamos o que o outro pensava.

Outro aspecto muito importante é a possibilidade de oferecer às crianças novas experiências no pequeno grupo. Em nosso caso, colocamos em prática a experiência da sala-ateliê, para a qual nos deslocávamos apenas em grupos de cinco crianças, o que lhes permitia aproveitar ao máximo.

Ou, por exemplo, outro projeto que todos compartilhamos e que significou muito para nós foi "Meu caminho de casa à escola". Não teria sido possível nos deslocarmos por metade de Pamplona e conhecermos as vivências de cada um de nossos alunos no seu percurso de casa à escola, sem a participação de dois adultos.

Como vocês chegam a acordos ou consensos no trabalho e como articulam as discordâncias ou os conflitos?

No começo, dividíamos o trabalho e tentávamos realizá-lo em comum. Não nos lembramos de nenhum momento em que nossas posturas tenham entrado em conflito. Em geral, ao conversar e compartilhar nossas ideias, íamos aperfeiçoando tudo aquilo que queríamos fazer.

Sabíamos que estávamos ali porque queríamos trabalhar juntos e oferecer uma experiência enriquecedora, tanto para nós quanto para as crianças. Se partimos dessa ideia, acreditamos que o conflito possa aparecer se cada postura for muito fechada e inflexível. No nosso caso, era o contrário. Sabíamos que iniciávamos uma aventura, que queríamos realizá-la com profissionalismo e rigor, e que o que mais valorizávamos era a comunicação e o sentir-se à vontade um com o outro.

Para nos organizarmos melhor, decidimos que, no início da semana, dedicaríamos um momento para tomar decisões a respeito de como enfocar o projeto que tínhamos em mãos ou daquilo que víamos que era oportuno começar, e tudo correu muito bem. No dia a dia, não era habitual que tivéssemos discordâncias, e sim dúvidas sobre o que valorizávamos ao final de cada jornada, às vezes compartilhadas com uma colega de ciclo com a qual também trabalhávamos de forma coordenada.

Depois de dois anos escolares, pensando criticamente, quais aspectos vocês destacariam como positivos da sua experiência em dupla educativa e quais aspectos devem ser melhorados?

É muito importante dispor de mais tempo para se comunicar. Isso não acontece quando trabalhamos sozinhos. Mais tempo para preparar, para refletir, para conversar; tudo tem que ser dialogado. Nas escolas, não dispomos desse tempo.

O trabalho em dupla foi uma oportunidade extraordinária de formação profissional, que vai nos marcar em nossa forma de trabalhar no futuro, independentemente de onde estivermos.

4

CULTURA DA INFÂNCIA E ÂMBITOS DA BRINCADEIRA

Alfredo Hoyuelos

Volver al barrio siempre es una huida
casi como enfrentarse a dos espejos
uno que ve de cerca / otro de lejos
en la torpe memoria repetida.

la infancia / la que fue / sigue perdida
no eran así los patios / son reflejos /
esos niños que juegan ya son viejos
y van con más cautela por la vida

el barrio tiene encanto y lluvia mansa
rieles para un tranvía que descansa
y no irrumpe en la noche ni madruga

si uno busca trocitos de pasado
tal vez se halle a sí mismo ensimismado /
Volver al barrio siempre es una fuga.[1]

Mario Benedetti

---

[1] N. da T.: *Voltar ao bairro sempre é uma fuga / quase como enfrentar dois espelhos / um que vê de perto / outro de longe / na desajeitada memória repetida. // a infância / a que se foi / continua perdida / não eram assim os pátios / são reflexos / essas crianças que brincam já são velhas / e vão com mais cautela pela vida // o bairro tem encanto e chuva mansa / trilhos para um bonde que descansa / e não irrompe na noite nem madruga // se alguém procura pedacinhos de passado / talvez ache a si mesmo absorto / Voltar ao bairro sempre é uma fuga.* [Em tradução livre.]

Falar de territórios da infância implica reconhecer, de modo complementar, a cultura da infância e suas possibilidades cotidianas de brincadeira. Dois direitos, vez após vez, prejudicados, salvo exceções, pelo mundo das pessoas adultas, que não reconhece o imaginário cultural original da infância.

4.1 Imagens de infância[2]

Começar falando de cultura da infância significa dar valor às capacidades e potencialidades de uma imagem de infância que, seguindo as ideias de Loris Malaguzzi, pode-se resumir nos seguintes termos: coconstrucionista, interacionista, ecológica (que se constrói com relações socioculturais múltiplas), genética (um ser provido de grandes potencialidades, mas do qual se necessita respeitar o ritmo imprevisível de amadurecimento e desenvolvimento, sem violentá-lo com programas de estimulação precoce), complexa, otimista, incerta; um menino ou uma menina dotados de autonomia, iniciativa e responsabilidade para estabelecer o caminho de sua própria evolução; solidários, ativos, participantes, que se movem – sem dualismos maniqueístas disjuntivos – na complementaridade dialógica das linguagens, capazes de dar sentido à sua vida e uma esperança para a humanidade. Uma imagem de infância que nos recorda as palavras de Hannah Arendt: "O fato de que o homem seja capaz de ação significa que cabe esperar dele o inesperado, que é capaz de realizar o que é infinitamente improvável". Uma imagem de infância capaz de escapar de predeterminismos e determinações.

---

[2] Esta seção é uma revisão crítica atualizada de Hoyuelos (2012b).

Apta para reconstruir-se nas vicissitudes da vida, como hoje nos recorda o conceito de resiliência, ou de *elactancia*.[3]

Todavia, não podemos falar de imagem e de cultura da infância sem considerar as relações dialógicas que se constroem – de modo interdependente – com a imagem em relação a homens, mulheres, escola, família e sociedade. Trata-se, portanto, de uma imagem que contém, simultânea e intrinsecamente, outras imagens complementares.

Além disso, como afirma Buckingham (2002, p. 77), "[...] a categoria *a criança* continua sendo muito fluida". Na verdade, não é possível falar das crianças

> [...] como uma categoria homogênea: o que significa a infância e como ela é experienciada dependem, obviamente, de outros fatores sociais, como o gênero, a raça, a etnia, a classe social, a situação geográfica etc.

4.2 A história de uma infância não reconhecida

A ausência histórica de uma ideia de infância e de adolescência como uma etapa separada da idade adulta é muito conhecida.[4] Apenas algumas exceções reconhecem o valor das

---

[3] O conceito de *elactancia* está desenvolvido no livro de Mario Marrone, *La Teoría del Apego. Un enfoque actual* (p. 316) [*A teoria do apego. Um enfoque atual*, em tradução livre]. Trata-se de um conceito interessante para o desenvolvimento deste capítulo: "O conceito de *elactancia* se refere à capacidade que um indivíduo tem de manter suas capacidades adaptativas e de utilizar recursos internos de maneira competente diante (1) dos problemas evolutivos das diferentes etapas do ciclo vital e (2) das adversidades da vida". Outros autores falam de resiliência ou de resistência com matizes semelhantes e diferentes.

[4] Basta, por exemplo, ver as obras de De Mause (1994), Rotthaus (2004), AA. VV. (2006, 2007) e Guzmán (2011).

primeiras idades e, como veremos adiante, a importância da brincadeira. No século I, Quintiliano (*apud* Guzmán, 2011, p. 54), por exemplo, opôs-se à crença difundida em sua época de que as crianças não podem aprender nada antes dos 7 anos. Do mesmo modo, destacou a importância de se ter uma atitude positiva e as maiores esperanças em relação aos recém-nascidos. Para ele – e nos pode surpreender sua atualidade –, era importante observar cada criança para poder desenvolver suas potencialidades, e era imprescindível educá-la e ensiná-la com carinho.

Ao longo do tempo, porém, essas ideias caíram por terra. Isso aconteceu até a desintegração da sociedade medieval, nos séculos XVI e XVII, quando se começou a reconhecer a ideia de criança como um ser humano em desenvolvimento, com um psiquismo próprio. Uma história repleta de preconceitos, silêncios, descasos, infanticídios, sodomias, abandonos, violências corporais etc. Foi, sobretudo, o controvertido Rousseau quem desenvolveu a ideia de um tempo "natural" de reconhecimento do período da infância.

Hoje, no entanto, em pleno século XXI, vários autores (Postman, Ferrán Casas, Buckingham e Rotthaus) ainda falam, com diversos matizes, do desaparecimento da infância; da ideia de uma infância representada por indivíduos *ainda não* competentes, *ainda não* confiáveis, *ainda não* com direitos, *ainda não* responsáveis; que são definidos pelo que lhes falta; de uma redução do tempo da infância pela prolongação de uma adolescência interminável; ou de crianças como consumidores passivos de uma mercantilização neocapitalista.

Um livro intitulado *Bebés du monde* (2009) [*Bebês do mundo*, em tradução livre] está repleto de extraordinárias imagens fotográficas de meninos e meninas que ainda aparecem enfaixados, imobilizados, amarrados ou comprimidos pela pessoa adulta. Um conceito de infância débil, pobre, necessitada, que se deve amparar e proteger; e que, nas mãos dos adultos, considerados competentes, perde sua identidade e seus direitos.

Apesar de todos os reconhecimentos e dos grandes avanços, são crianças igualmente submetidas a pressão (Honoré, 2008), a um excesso de estímulos, hiperproteções, antecipações e acelerações impostas; a *doces violências*, a ausências compatíveis de liberdade e de limites, a uma cultura impaciente e hipercompetitiva; a tarefas escolares inúteis e a agendas extraescolares intermináveis; a um roubo impune do seu direito fundamental à brincadeira; à pressão dos meios de comunicação, a uma cultura da vitrine e do espetáculo midiático; às modas de usar e jogar fora; ou aos injustos setores do mercado capitalista financeiro neoliberal que vendem as crises financeiras como inevitáveis.

Uma infância, novamente e uma vez mais, não visualizada em suas potencialidades culturais.

4.3 A educação começa com uma imagem de infância que revela a indeterminação do ser humano

Cada um de nós possui uma imagem [de infância], e é importante – antes de tudo – torná-la explícita, dialogada e consciente. Essa imagem orienta e dirige as ações, as relações e as propostas que estabelecemos com as crianças. Essa imagem supõe um ponto de encontro que cria uma coerência interna entre teoria e prática. Levamos essa teoria dentro de nós; ela está nas palavras que dizemos e em nossos tons de voz, nos pensamentos que geramos, na forma concreta de nos aproximarmos de uma criança, nas hipóteses que construímos, nos desejos ou nas opiniões que formulamos.

Em diversas falas públicas, Malaguzzi (1989, 1990), valendo-se da provocação de Alice[5] [*no País das Maravilhas*], diz que é necessário que nós, adultos, dotemos a infância de uma identidade. Alice, devemos recordar, diante de sua grande confusão mental, encontra-se caída no chão. Para colocar-se de pé, precisa de que alguém lhe diga quem ela é; caso contrário, irremediavelmente, permanecerá no chão. Alice, como as crianças, tem direito a que alguém lhe dê um nome, que a tirem do anonimato. Um dos maiores delitos é que as crianças permaneçam sem identidade, sem um nome (no sentido metafórico do conceito), sem uma cultura declarada e reconhecida pelo mundo dos adultos. Sem essa identidade, a criança não consegue encontrar sentido e significado em seu próprio "estar no mundo". E o menino ou a menina chegam ao mundo para procurar e encontrar um significado para esse mundo e para a sua própria existência.

Devemos pensar que qualquer aparente descrição que fazemos das crianças é sempre uma interpretação, um relato, uma narração. Essa ideia deve ser um ponto de partida ético, porque, sabendo que é uma interpretação entre as muitas possíveis, essa atitude leva a uma maior liberdade de julgamento. Além disso, nossas interpretações são feitas com uma linguagem *imposta*. As palavras definem seus significados. É importante nos esforçar-

---

[5] Lewis Carroll (1979), *Alicia en el País de las Maravillas*, Madrid, Alianza.

mos para encontrar as expressões coerentes que não impeçam possibilidades para a infância.

Ao mesmo tempo, falar de infância é algo muito complexo. Não podemos defini-la de uma vez por todas. A criança sempre é um sujeito desconhecido em contínua mudança. Portanto, trata-se mais de saber como redefinir cada criança em cada momento histórico, sabendo que, hoje, o estado de mudança já não é uma transição de uma fase a outra, e sim um estado permanente, um fluxo em perene *forma fluens*.

Para Malaguzzi (1992), cada criança que nasce é um desafio, um ponto de interrogação. É uma espécie de aventureiro que pode escolher mil caminhos imprevisíveis. Contém, em seu interior, a possibilidade dos possíveis, de ser diferente de como a conhecemos. Essa é sua liberdade e sua responsabilidade, que o ofício de crescer lhe impõe.

É uma imagem de infância, reconstruindo as palavras de Hannah Arendt, que nos leva a esperar da infância o inesperado, aquilo que é infinitamente improvável; uma infância que revela as possibilidades culturais imprevisíveis do ser humano (Arendt, 1993).

4.4 A cultura da infância

Falar de cultura da infância implica reconhecer que as crianças têm sua forma ética, estética e poética de ver o mundo, de construir suas hipóteses, teorias e metáforas que dão sentido ao seu viver e existir.

As crianças têm a capacidade – muitas vezes perdida pelos adultos ou apenas reconhecida como nostalgia – de maravilhar-se.

A criança é, como diz L'Ecuyer (2012, p. 56), curiosa, descobridora, inventiva, capaz de duvidar sem se perturbar, de formular hipóteses e de comprovar sua validade mediante a observação.

Vea Vecchi, uma atelierista colaboradora de Loris Malaguzzi, em seu livro *Arte y creatividad en Reggio Emilia* (Vecchi, 2013),[6] narra, de forma brilhante, uma cultura da infância com meninos e meninas que pensam e sentem com a capacidade de estabelecer conexões inesperadas, holísticas e não padronizadas; de procurar o significado dos acontecimentos com alegria e prazer; de inventar e interpretar situações novas e criativas com empatia com as coisas e com os demais. Meninos e meninas que, com empenho e sem indiferença, são capazes de projetar-se em imagens criativas, idealizadas simbolicamente ao escutarem os demais e a si mesmos, com *peles* sensíveis também a outras culturas.

A narração a seguir, de Loris Malaguzzi, ajuda-nos a visualizar essa forma cultural particular da infância.

> Vamos nos ajudar com um exemplo da poesia Zen. Há um verso que fala de árvore. Leio para vocês: "As árvores mostram a forma corpórea dos ventos". Esse é um pensamento fascinante. Nunca teria saído um pensamento como esse no Ocidente, porque o pensamento ocidental está convencido, equivocadamente, de que o pensamento é, quase exclusivamente, lógico-matemático. A nenhum de nós ocorrera procurar uma forma para o vento. Interessa-nos se o vento é forte, quente ou frio. Agora, porém, propomos outra imagem: O vento pode ter forma?

---

6 N. do E.: publicado no Brasil pela Phorte Editora, em 2017, com o título *Arte e criatividade em Reggio Emilia*.

Os orientais acham incrível essa metáfora. Quando vemos, desde a margem, que a superfície do mar se levanta e inclina a água, talvez apenas medimos a força do vento, mas não percebemos que essa é a forma que o vento tem. É certo que o vento tem corpo, mas isso não interessa a ninguém. O vento é algo que pode nos inquietar, do qual podemos gostar ou que pode nos descabelar. Contudo, devemos saber que o vento tem corpo, uma vida. Todavia, a quem isso interessa? A lógica não nos levaria a essa ideia. É preciso uma metáfora, outra lógica, menos valorizada e apreciada na educação. Eu trouxe essa imagem como exemplo porque, lendo coisas de algumas crianças de 4 ou 5 anos, descobri coisas que se aproximam da ideia dessa poesia milenar, que fala que as "árvores têm a forma corpórea do vento".

A propósito das árvores, há uma criança que disse: "A árvore tem a voz do vento". É uma expressão dificilmente transferível à nossa cultura. Apenas as crianças conseguem dar uma voz ao vento. Nós decidimos que ele faz ruído, mas não lhe atribuímos uma voz. É que acreditamos que um pensamento desse tipo confirma que o conhecimento é algo que, prioritariamente, parte de nós. É uma criação de criança, e a criatividade é um recurso que a criança tem. Isso quer dizer que nós, quando conhecemos, não assumimos as formas e os significados que nos chegam do exterior. Não somos reprodutores de algo imposto de fora. E, assim, chegamos a defender o axioma de que cada criança é um personagem criativo. Não há nenhuma imagem externa que possa associar a árvore à voz do vento. Não é uma identidade externa. Se analisarmos isso profundamente, veremos que estamos tratando de examinar o *business* da criança. Que nos importa se a criança sabe 30 ou 300 palavras, ou que produza imitações? Tudo o que faz crescer a passividade da criança é algo perverso. Devemos lutar contra o conformismo que o tédio, a tristeza, a melancolia pressupõem.

Mas, se vocês concordam, quero continuar lendo mais coisas sobre a árvore, para entender quanta energia criativa as crianças têm por dentro e como podem fazer uma fusão entre um ente humano e outro que pertence à natureza. Se, todavia, sigo o caminho das crianças, isso, de imediato, me suscita outro problema, como o do animismo. Espero que vocês não o tenham esquecido. Devemos pensar que todas as coisas têm linguagem e falam. Se vocês leem diversos livros de psicologia, por exemplo, os do grande Piaget, o animismo é visto como um erro, como uma inabilidade da criança, e parece que a lógica seja o único valor da sociedade ocidental. O fato de que crianças de 1 ano ou de um ano e meio coloquem a luz de uma lanterna no bolso é uma mensagem de tristeza para os lógicos.

Temos que ajudar as crianças a construir imagens e palavras que não estão no dicionário. Devemos saber que o dicionário é apenas uma centésima parte de uma realidade mais complexa. O que acontece é que as coisas que não se encontram no dicionário, dificilmente são apreciadas na escola, porque não são quantificáveis como valor. (Extraído de Hoyuelos, 2004a, p. 312-314)

Meninos e meninas que se maravilham continuamente e nos maravilham, que nos levam a esperar da infância o inesperado, aquilo que é infinitamente improvável; uma infância que revela as possibilidades culturais não cogitadas do ser humano.

Uma ideia de infância, como destaca Eduardo Bustelo, que possibilita sempre outro começo:

> A infância representa o momento constitutivo do homem [...] o começo alcança sua plenitude quando o começar por si mesmo se coloca contra o ser já começado [...]. A infância não é como o título de um ser "emprestado", ou como se fosse uma fotocópia do que antecede. Para a biopolítica, a infância é uma página em branco que deve ser preenchida e demarcada. Em um sentido muito diferente, penso na infância como uma categoria generativa. Por isso, a infância significa começo, mas, principalmente, outro começo. Nesse sentido, podemos afirmar que a infância equivale a princípio. (Bustelo, 2007, p. 142-143)

Para Juul (2004, p. 17), as crianças são

> [...] pessoas competentes, porque são capazes de nos ensinar o que precisamos aprender, porque nos dão as chaves que nos permitem recuperar nossa competência perdida e nos ajudam a descartar aqueles modelos educativos que não são úteis, e sim autodestrutivos.

Contudo, para realizar esse louvável trabalho, é necessário aprender a escutar a infância. Escutar significa adquirir o compromisso ético de realizar as ideias culturais da infância sem trair seu imaginário, suas formas de ver, de amar, de experimentar e de sentir. Quando Andrea, de 6 anos, declara: "É difícil explicar, mas eu acredito que brincar é fazer o que o seu coração diz", está reclamando seu direito à brincadeira, que não pode ser usurpado por programas, competências, atividades, objetivos ou conteúdos curriculares, que Malaguzzi rechaça pela prepotência cultural que revelam diante da originalidade do palpitar infantil. São as crianças que assumem a responsabilidade de suas iniciativas para agir. Iniciativas que devem ser reconhecidas como o caminho poético que ocupam e pelo qual transitam de modo vital, embora esse caminho não seja nem o esperado, nem o pretendido como desenvolvimento ou aprendizagem para sempre; um futuro tão improvável quanto indomável.

4.5 O direito à brincadeira[7]

> Brincar é uma atividade fascinante [...]. Quando é observada nos seres humanos, tal atividade comove, emociona, intriga e diverte, seja pelo mistério que sugere, dada a aparência cifrada que tem, seja pelas lembranças da infância que suscita no observador ou pela surpresa que provoca, fazendo rir.
>
> Contudo, esse mesmo fascínio é, em parte, responsável pelo menosprezo que acompanha o ato de brincar, pois brincar é, frequentemente, romantizado, idealizado e estereotipado, impedindo uma compreensão precisa e crítica de suas

---
[7] Esta seção é uma atualização crítica de Hoyuelos (2005).

características e motivações. Assim, a brincadeira acaba sendo motivo para ironia, ridicularização e desprezo aberto não apenas dela em si mesma, como também de quem brinca. Exige-se seriedade da brincadeira e de quem participa dela. Acusa-se a quem brinca de "não ter mais nada que fazer", identificando a brincadeira como algo não essencial e com o fato de se estar ocioso. Por sua vez, o que pode situar a brincadeira em seu devido lugar na vida não é o olhar científico, livre de paixões, pois o ato de brincar não se submete, é uma atividade indomável, incerta, imprevisível, a própria razão de sua fascinação. O tratamento meramente técnico dado ao assunto se encarregaria de anular a própria motivação para estudá-lo. (Ramos, 2004)

Do ponto de vista antropológico, Manuel Delgado realiza um elogio do urbano. Distingue, por oposição e contrariedade, a cidade – como estrutura estruturante que controla a vida das pessoas – do urbano como

> [...] essa codificação alternativa que o usuário faz da rua que não gera algo parecido com um continente homogêneo e ordenado, e sim com um arquipélago de microestruturas fugazes e mutantes, descontinuidades mal-articuladas, incertas, confusas, hesitantes, impossíveis de controlar [...]. O poder político pode arrogar-se o domínio sobre a cidade que o abriga. Em relação à sociedade urbana, em contrapartida, esse poder político se revela, reiteradamente, incapaz de exercer sua autoridade. (Delgado, 2005, p. 13)

Da mesma forma, alguns movimentos artísticos, filosóficos, e alguns arquitetos (dadaístas, surrealistas, o *land art*, a Escola de Chicago, o letrismo, o grupo Cobra – especialmente os situacionistas –, Guy Debord, Asger Jorn, Pinot-Gallizio, Gil J. Wolman, Constant Nieuwenhuys ou Francesco Careri) buscaram reivindicar e potencializar o caráter lúdico, aventureiro e nômade do homem. Com suas propostas, quiseram construir

> [...] um urbanismo dirigido à vida e oposto ao funcionalismo racionalista, uma atividade criativa que levasse a descobrir uma nova selva caótica por meio de experimentações privadas de utilidade e de sentido. (Careri, 2001, p. 16)

Especialmente os situacionistas e Constant Nieuwenhuys, por meio de seu projeto utópico da cidade New Babylon, cultivaram duas formas básicas de conduta experimental: a deriva, em seu duplo sentido de desorientação e de desvio; e a situação, como a "[...] criação de um microambiente transitório e de um jogo de acontecimentos para um momento único da vida de algumas pessoas".[8] Na essência dessas propostas, existe a ideia de encontrar um labirinto dinâmico para se perder em percursos desconhecidos, inesperados, imprevisíveis, infinitamente modificáveis. Da mesma forma, trata-se de uma exaltação do *perambular* ou do andar à deriva, para revelar capacidades estéticas ocultas do homem, que a cidade burguesa e o poder político se encarregam de aniquilar por meio de um estranho controle. Trata-se, assim, de uma demanda que salta do estético ao político. Na verdade, a reivindicação situacionista pretende

---

[8] Declaração do movimento situacionista de Amsterdam, 1958.

dar-se dentro da vida cotidiana e fora do ambiente artístico da cultura dominante.

Cortázar (2013) e Duvignaud (1980) nos convidam a ver a grande importância da brincadeira como uma experiência errante ou um estado de disponibilidade para exercitar a liberdade como condição vital da existência.

As propostas educativas de Francesco Tonucci começam criticando uma cidade insuportável e inabitável para as pessoas, uma cidade hostil para seus próprios habitantes.

Até o momento, e com maior ênfase nas últimas décadas, a cidade foi pensada, projetada e avaliada tomando-se como parâmetro um cidadão médio, com as características de adulto, homem e trabalhador, e que corresponde ao eleitor forte. Desse modo, a cidade perdeu os cidadãos não adultos, não homens e não trabalhadores, os cidadãos de segunda categoria, com menos direitos ou sem eles.

O convite de Tonucci, concretizado em algumas experiências políticas e urbanísticas, busca que as crianças, com suas ações e suas ideias, recuperem, como cidadãs, a possibilidade de brincar na rua e o prazer de percorrê-la a pé, para que a cidade seja mais habitável para todos. Tudo isso tem alguma relação com as ideias que citamos anteriormente, por exemplo, dos situacionistas e do caráter lúdico do ser humano.

O arquiteto Aldo van Eyck, que construiu mais de 700 áreas para brincadeiras, entre 1947 e 1978, em Amsterdam, recorda-nos como, para se empoderar, as crianças devem descobrir que seu movimento faz parte da cidade em si, mas esclarece: "[...] mesmo que não tenham permissão para isso" (van Eyck, 2014, p. 122).

4.6 A brincadeira como perda de tempo?

É tedioso voltar a reivindicar a importância da brincadeira para a educação da criança. Historiadores, pedagogos, psicólogos, psicanalistas, antropólogos, pediatras, arquitetos, romancistas, cineastas, poetas, artistas e biólogos defenderam a importância do lúdico na espécie humana e em outras espécies animais.

Platão (*apud* Guzmán, 2011) já chamava a atenção sobre a importância da brincadeira para as crianças, "[...] destacando que há algumas que elas fazem espontaneamente quando se reúnem", de tal maneira que, de 3 a 6 anos, deveriam praticá-las livremente, sob o cuidado de uma ama de leite.

Em paralelo a essa reivindicação, curiosamente, a brincadeira sempre teve uma publicidade negativa na educação. Foi vista como uma ocupação prejudicial que foi reduzida à mínima expressão. As diversas administrações, por meio de leis e decretos, e a necessidade imperiosa que alguns professores de educação infantil têm de ensinar para reivindicar inadequadamente seu profissionalismo e para preparar etapas escolares posteriores, estão preenchendo o tempo escolar de crianças e adultos com inglês, informática, leitura e escrita, matemática e... fichas:

> De novo, há aulas nas quais as crianças, na maior parte do tempo, estão sentadas preenchendo fichas, algo que vai contra a natureza dessas idades. Professores e professoras gritalhões que assustam as crianças – as quais, se necessitam de algo nessa idade, é, sobretudo, de segurança –; professores e professoras que olham o relógio, pois as horas se fazem eternas para eles. (López Rodríguez, 2001, p. 2)

Dessa forma, o currículo escolar da educação infantil está roubando uns 90% do tempo de brincadeira das crianças. Um tempo que elas precisam de forma vital, para se desenvolver e construir sua cultura.

A brincadeira, nessas situações, é vista como uma perda de tempo. Apenas se permite que as crianças brinquem quando terminaram as atividades curriculares consideradas hierarquicamente importantes. Ou, o que é pior, com a desculpa de que a criança só aprende brincando, alguns profissionais, e muitas editoras e empresas, inventaram pseudojogos e brinquedos didáticos que, desnaturalizando o autêntico conceito do que é lúdico, buscam ensinar alguns objetivos didáticos estabelecidos previamente. E o mercado neoliberal se encheu de materiais para ensinar números, letras, criatividade, associações, seriações... E, mais uma vez, o esmagador poder do adulto se impôs sobre a cultura infantil.

Como vimos na seção anterior, não é por acaso que vários campos disciplinares, em essência, coincidam na mesma reivindicação: recuperar a ideia do *homo ludens*, tratada amplamente por Johan Huizinga. Para o historiador holandês, a brincadeira é mais antiga que a cultura e, ao mesmo tempo, ajuda a construí-la.

A brincadeira é aventura, incerteza, acaso, sonho, viagem ao desconhecido, virtualidade:

> Brincamos para ver como poderia ser; brincamos para nos prepararmos para se for; brincamos para avaliar o que seria; brincamos para nos sentirmos de outro modo; brincamos, em síntese, para percorrer os caminhos que não percorremos [...].

> Brincar é explorar a virtualidade que existe em todo ato de simulação [...]. A virtualidade adquire seu significado em uma lacuna entre o real e o fictício, e isso representa um poder, talvez, ainda não avaliado, ainda não combatido. (Muñoz, 2000, p. LXVII e LXIX)

A brincadeira é, portanto, um espaço de possibilidade como âmbito estético:

> As palavras com as quais estamos acostumados a designar os elementos da brincadeira correspondem, em sua maioria, ao domínio estético. São palavras que também usamos para designar os efeitos da beleza: tensão, equilíbrio, oscilação, contraste, variação, aprisionamento e libertação, finalização. A brincadeira comprime e solta; a brincadeira arrebata, eletriza, enfeitiça. Está cheia das duas qualidades mais nobres que o homem pode encontrar nas coisas e expressá-las: ritmo e harmonia. (Huizinga, 1987, p. 23)

Na investigação intitulada *Cinema Paradiso, la gramática de la fantasia de las relaciones infantiles* [*Cinema Paradiso: a gramática da fantasia das relações infantis*, em tradução livre], realizada com a colaboração de Concha Gaztelu e Graciela Mijangos, na Escola Infantil Municipal Mendillorri, de Pamplona, fazemos um elogio à infância e ao cinema. As diferentes cenas do documentário narram as relações criativas e lúdicas entre crianças de 2 a 3 anos, nas possibilidades cotidianas de uma escola infantil. O roteiro está organizado em um alfabeto ou gramática que lembra alguns filmes significativos da história do cinema.

Em suas brincadeiras "espontâneas", com materiais não estruturados, as crianças constroem vínculos que se aprofundam na gênese das interações humanas. São formas lúdicas que nos surpreendem por sua originalidade e pela forma de habitar um mundo – às vezes – esquecido pelas pessoas adultas.

Às vezes, as crianças revelam lugares especiais dotados de imaginários e simbolismo. Em outros momentos, os olhares ganham força nas relações empáticas e cúmplices que sustentam o ritmo das presenças comuns. Crianças que harmonizam seus tempos para dar sentido e significado ao ato de buscar-se para encontrar-se. Estratégias acordadas para criar soluções para os próprios problemas de suas brincadeiras inventadas. Capacidades que se movem nas areias movediças e ambíguas dos limites tênues entre realidade e fantasia, das cem linguagens que, segundo Malaguzzi, unem ciência e arte, céu e terra. Narrações lúdicas e colocadas em cena que, às vezes, lembram o teatro do absurdo, com suas tramas de fantasias oníricas, dadaístas e surrealistas que sintonizam com atmosferas lógicas argumentais, porque a infância fascina por esse olhar holístico por nós marginalizado. As relações infantis são, também, conflitos que não cumprem os cânones do olhar adulto e adulterado. Para as crianças, tudo pode ser visto a partir de outra perspectiva poética: a solidão, o abandono, as brigas, os papéis, a amizade, o amor, o humor, a ironia, o visível e o invisível, a relação entre o privado e o público, as transformações e a identidade. São experiências vitais que levam a nós, adultos, imersos em lembranças esquecidas, a um diferente *olhar a nós mesmos*, e a não perdermos de vista o horizonte dessas nostalgias do futuro que a infância – se não queremos domá-la – nos evoca.

Em algumas ocasiões, a infância e o cinema nos revelam como é possível dar outro começo às relações humanas. Relações que acolhem o mais belo do ser humano: a expressão do inesperado e do incerto pertencentes à essência vital de pessoas que amam o prazer de estar juntas.

Uma câmera próxima e cúmplice testemunha os matizes da riqueza e da complexidade das interações vistas a partir da cultura da infância. A documentação em vídeo narra as estratégias complexas que as crianças idealizam em construção com o Outro como legítimo outro. Particularmente interessante é uma cena que chamamos, como no filme, de *Um conto chinês*, porque nos lembra as notícias *inacreditáveis* do filme protagonizado por Ricardo Darín. Nela,[9] Arkaitz, Jon Brayan e Mikel brincam com materiais não estruturados (telas, caixas, cordas, cones de plástico, palitos...) e constroem uma extraordinária cena lúdica, próxima do belo teatro do absurdo.

É uma cena longa, que dura uns 50 minutos, na qual se constrói uma relação criativa, empática, cheia de ternura e amor entre os três meninos, com um diálogo complexo e incomum, do qual escolho algumas partes significativas:

A. – Não é de noite.
M. – Era de dia.
J. B. – Minha vez.
M. – Agora você era o filhinho.

---
9 Sigo a narrativa publicada em Hoyuelos (2014b).

A. – E depois é minha vez, certo?

M. – Certo.

J. B. – Depois você.

A. – (Aproxima-lhe da boca uma espécie de xarope simbólico, que dá a ele com um palito de plástico.) Toma isso.

A. – (Pega um cone de plástico, que coloca próximo de onde Jon Brayan está caído.) Esta é a luz.

M. – Apago ela?

A. – Sim.

M. – Anda! Dorme, tá?

A. – Rápido, diga!

M. – É a hora 21 de... dormir.

A. – Agora eu, deixa eu ver.

M. – Você tem que dormir. Esta é a luz.

A. – (Em voz baixa.) Se cobre, se cobre!

M. – Agora era eu, né? Para quê?

A. – É para curar.

M. – Todos vamos brincar.

J. B. – Não temos todos iguais.

A. – Estava no médico.

J. B. – Sim.

(Mikel se deita em uma tela.)

A. – O que te dói? O que te aconteceu?

M. – É que... um crocodilo me mordeu e me deixou muito dodói... e tinha que ir ao médico.

A. – Crocodilo de que cor?

M. – Cor? É verde. Ah! Não, amarelo.

A. – Deixa eu ver, anda!

M. – Quê?
A. – Anda!
M. – Ando?
A. – Sim.
M. – (Procura aprumar-se, mas faz como se não pudesse.) Não consigo me levantar porque me dói mais.
(Agora é Arkaitz que se deita na tela.)
M. – O que te mordeu?
A. – Bem, bem, bem... um leão.
M. – E como era o leão?
A. – Azul.
M. – Está um pouco mal (referindo-se à saúde de Arkaitz). Tem um fiozinho. Abre a boca outra vez. Abre a boca!
A. – Não. Ela está um pouco doente.
M. – (Coloca um cone de plástico em cima da caixa, buscando deixá-lo na vertical.) Vou fazer um equilíbrio para curar, tá?
A. – Certo!
M. – Isso era uma antena. Porque isso... (Com uma peça de construção colocada ao contrário, forma um recipiente do qual retira um suposto alimento com um palito.) Pego um pouco mais. Come um pouco! Tem pouco, tá? Agora tem pouco. Tenho que dar tudo.

Como assinala Vilanova (2014, p. 272), não podemos estar à altura do ato infantil de brincar, porque nós, os adultos, fingimos porque não podemos brincar, mas apenas representar e fazer como se estivéssemos brincando, mas sem tomar parte da brincadeira.

> É que nós, docentes, não deixamos de indagar sobre a finalidade da brincadeira, como se o brincar tivesse que responder a *este* mundo, como se a brincadeira tivesse que prestar contas à lógica... No entanto, não se trata de um brincar sem sentido, e sim de um *outro sentido*, em que o que ocorre é um ritual que apenas os que acreditam nele podem percebê-lo.
> (Vilanova, 2014, p. 165)

Prefiro, pelo silêncio, admirar a complexidade das cenas lúdicas e deixar pegadas documentais que permitam que nos deleitemos na profundidade dessa cultura e desse imaginário infantis, expressos por meio da veracidade da brincadeira.

Os territórios de brincadeira da criança se constroem por meio de âmbitos e cenários espaciais de brincadeiras: cenários que geram espaços dinâmicos que acolhem a necessidade primária do ser humano de construir paisagens que possam abrigar os rastros de sua própria atividade. Um espaço que seja um lugar de brincadeira, de aventura e de exploração. Um labirinto infinitamente modificável para realizar uma transformação simbólica do território, também na cidade. A alguns de nós, adultos, resta pelo menos a lembrança, a memória e a nostalgia das experiências vividas em nossa infância, sempre recuperáveis. Experiências que moldam a biografia de nossa própria identidade.

5

A RELAÇÃO DIALÓGICA PROFISSIONAL COM AS CRIANÇAS: ENTRE CIÊNCIA E ARTE

Alfredo Hoyuelos

5.1 Imagens

Como é a relação dialógica profissional que estabelecemos cotidianamente com as crianças? Acredito que ela pode depender de diversos fatores, *alguns* dos quais vou analisar brevemente. Por um lado, há a questão acerca de qual imagem de infância nós temos. Não nos relacionamos da mesma forma se acreditamos que as crianças são vasos vazios para preencher, ou se, em vez disso, nós as consideramos sábias e competentes. No primeiro caso, nossa forma de relação normalmente está cheia de urgências, instruções, programas, ensinamentos, adestramentos, amestramentos, antecipações e controles. No segundo, nossa presença atenta se converte em acompanhamento, espera, observação, investigação, oferta de bons cenários estéticos (com matizes táteis, sonoros, visuais, sensoriais, luminosos, compositivos ou cromáticos sensivelmente pensados). Tudo isso está relacionado ao que significa educar e a como concebemos nosso papel profissional.

Além disso, também é importante levar em conta que nossa forma de nos relacionarmos, como já comentei em capítulos anteriores, depende de nossas experiências, nossas expectativas, nossas interpretações, nossa história, nossos imaginários, nossa cultura e nossa formação. Consciente e inconscientemente, nossa formação é, também, nossa deformação. Desde o nascimento, como afirma Daniel Stern, as crianças são, espontaneamente, seres interpretados e narrados, aspectos que constroem sua biografia. É provável que alguns pais e mães compreendam o choro de seu filho ou de sua filha com base na interpretação que deram seus próprios pais e mães a seus sentimentos. Outras vezes, não. Assim, um mesmo episódio de choro pode ser declarado como fome, sono, frustração, trauma, desabafo de assuntos pendentes, expressão, comunicação, mal-estar, dor, angústia, desejo de contato, lágrimas de crocodilo, desejo de manipulação ou chantagem. Evidentemente, cada leitura interpretativa implica diferentes formas de atuação.

Vi, por exemplo, como professoras com formação psicanalítica realizam ações, gestos ou perguntas diferentes dos que realiza uma profissional com mais influência cognitivista ou condutista. Também tomei consciência de que meu trabalho como atelierista, com uma formação mais estético-artística, faz que eu me posicione ou crie retratos diferentes dos que elaboram minhas colegas. Há pouco tempo, tive o prazer de assistir a um espetáculo teatral para bebês, da companhia La Casa Incierta [A Casa Incerta, em tradução livre]. Nele, os atores Carlos Laredo e Clarice Cardell, com um texto poético e polissêmico de grande complexidade narrativa, estabelecem uma relação diferente com crianças a partir de 6 meses de idade. Com gestos, olhares, articulações, ocupações espaciais e diálogos que não vi em outras *cenas* escolares.

É importante tomar consciência de nossos tesouros formativos, que também são nossas jaulas, para saber que há outras possibilidades de relação. Como coordenador de ateliês, uma das minhas funções é provocar outras formas de trabalhar, abrir possibilidades. Quando trabalho com algumas educadoras, pergunto a elas como se relacionam com as crianças no cotidiano. Se uma colega me diz que sua forma é muito verbal, eu a convido, na experiência do ateliê (entendido também como laboratório sem local específico), a permanecer em absoluto silêncio, para descobrir e sentir novas oportunidades de conexão, e encontrar outras formas de ver as mesmas crianças. É uma experiência — como comentam para mim algumas colegas — dura, reveladora, crítica e criadora.

5.2 Relações e decisões

A forma de nos relacionarmos também tem relação com as condições organizativas com as quais trabalhamos. Evidentemente, a proporção de alunos por sala ou as formas arquitetônicas e construtivas dos espaços são elementos que limitam e possibilitam nuances importantes nos vínculos. Uma sala com grandes transparências comunicativas com o resto da escola, com luz natural, não é o mesmo que um *bunker* fechado, como não são iguais uma mesa circular e uma quadrada. Tampouco nos conectamos da mesma maneira em uma troca de fralda, se o banheiro permite construir certa intimidade e as crianças dispõem de uma mesa de trocas onde, com segurança, possam se mover com liberdade enquanto flui a dança da relação nesse importante momento.

Já falei de proporção de alunos por sala e não vou, agora, mostrar sua grande importância. Observei, porém, como educadoras diferentes, com a mesma proporção de alunos, mantêm diferentes relações com as crianças. O número de crianças é muito importante, mas não pode justificar tudo. Algumas boas educadoras, as que cuidam melhor das interações, quando as entrevistei, são capazes de, conscientemente, impor a si mesmas certas linhas vermelhas que nunca cruzam. Por exemplo, uma profissional me dizia: "Eu não grito com as crianças em nenhuma circunstância; ou, quando vamos ao pátio, não as abandono, e claro que não faço filas e trato de me posicionar atrás; ou, sem dúvida, jamais obrigarei nenhuma criança a comer se ela não quiser; ou não castigarei; ou não direi a uma criança que se cale quando está chorando". É correto.

Acredito que nossa profissão exige responsabilidades e, também, que a relação se constrói com "nos" reflexivos que nos comprometem do ponto de vista ético. Todavia, lamentavelmente, existem muitas – como dizia Emi Pikler – *doces violências* que é necessário evidenciar para bani-las.

Também são pessoas que definiram – ora pela experiência, ora pela convicção – a forma de reciprocidade que desejam com as crianças. Outra educadora comentava comigo: "Sempre que tenho que dizer algo a uma criança, eu me agacho à sua altura e lhe dirijo a palavra em tom baixo; a outra coisa que sempre faço, por exemplo, quando limpo as melecas do seu nariz, é avisá-la olhando nos seus olhos enquanto lhe mostro o pano".[1]

Outra colega me dizia: "O mais importante é esperar que aconteça o que nunca espero; todos os dias me pergunto por que as crianças me fascinam; na verdade, agradeço que minha profissão seja uma caixa de surpresas". Retomarei esse tema ao final do capítulo.

Outra profissional sensível me afirmava, com convicção: "Evito, o máximo possível, usar as palavras bem ou mal no trato

---
[1] Sobre esse tema, ver Hoyuelos (2014a).

com as crianças. Quem sou eu para julgar o que fazem ou deixam de fazer? Além disso, esse tipo de valoração cria sentimentos injustos para algumas crianças. Se eu digo 'Que bom!' a um menino que fez xixi no vaso, isso pode ser lido como 'Que mau!' por outro que usa fraldas e ainda não consegue controlar seus esfíncteres. Essas apreciações também podem gerar dependências valorativas externas que não potencializam a autoestima. Estou aprendendo a descrever para as crianças o que vejo, mas sem fazer apreciações morais que, de modo nenhum, cabem a mim".

Essas pessoas têm muito claro que o encontro com o outro é de respeito, não de domínio. Defendem, como Levinas, Buber, Irigaray ou Kapuscinski, essa cultura da hospitalidade na forma de aproximar-se do outro também como acolhida, enigma, incógnita ou mistério. Que convertem cada possibilidade de relação em um instante presente distante da rotina. Acreditam, de verdade, na famosa pedagogia da escuta de Loris Malaguzzi. Uma escuta polissensorial, multifacetada, que dá ao outro a liberdade enquanto o acompanhamos com paixão por veredas e labirintos desconhecidos, que não desejamos controlar. São profissionais que amam descobrir o que as crianças aprendem sem ser obrigatoriamente ensinadas.

São pessoas sábias e honestas que, com base na prática, distinguem o estar presente do dar presença. Podemos estar fisicamente em um lugar, mas não fazer emergir com intensidade nossa alma, nossa intenção, nosso ritmo respiratório ou nosso olhar que testemunha atentamente. Ingredientes imprescindíveis que acompanham, de forma significativa, os processos vitais das crianças.

Por sua vez, são pessoas que distinguem – como comentou M. Antonia Riera em um capítulo anterior – o olhar do observar. Entrar em um estado honesto de observação exige um plano prévio de ajustar os olhares com perguntas, hipóteses e parâmetros de observação; um registro documental meticuloso; uma adequada interpretação narrativa intersubjetiva; e uma retroalimentação constante das formas de trabalhar.

5.3 Olhares

Falemos do olhar. O olhar é uma das primeiras formas de contato com o outro. Nos períodos de acolhida, melhor que no período de adaptação, observamos[2] como o olhar é uma estratégia relacional que pode gerar vínculo afetivo sólido. As crianças buscam e mantêm o olhar. Seus olhos parecem atravessar a pessoa, procurando sua alma. A partir desse olhar genuíno, iniciam-se importantes processos de confiança, respeito, reconhecimento e diálogo. Sempre senti que ninguém me olha como o faz uma criança. Na verdade, sinto-me radiografado. A relação por meio das nuances dos olhares é uma arte. Há olhares que afastam, aproximam, acariciam, golpeiam, humilham, julgam, imobilizam ou interrogam. Profissionalmente, vimos que é muito importante decidir a distância da relação, a altura do olhar, a manutenção dessa altura e a forma de olhar. Olhar e nos sentir olhados nos constrói e nos descontrói.

---

[2] Refiro-me à investigação, já mencionada, que realizamos em três grupos de três escolas infantis municipais da Prefeitura de Pamplona.

5.4 Três exemplos

Há profissionais extraordinários que se ocupam, fundamentalmente, de estabelecer determinada relação com as crianças, baseada, sobretudo, no respeito, no bom trato e em gerar oportunidades de liberdade.

Valeria Bebchuk é uma professora que trabalha em Buenos Aires. Ela fala de uma adequada afinidade que decorre de uma postura de não saber. A postura de interrogação gera uma espécie de abertura. Ela se interpela como perguntamos e com que intenção. A forma como perguntamos gera um tipo de diálogo:

> Pelo fato de me colocar em uma posição de não saber, não me converto em uma tábua rasa nem em um espelho. O que sei e valorizo está comigo, e identificá-lo me servirá para não conduzir a conversa exclusivamente com base no que "eu sei" ou no que "eu quero". Minhas expectativas, minhas certezas e meus valores se tornam oportunidades para indagar o universo de expectativas, certezas e valores dos meus interlocutores.

É um enfoque de grande humildade e honestidade. Ainda vejo muitas professoras que perguntam às crianças o que já sabem apenas para controlá-las. Ainda presencio educadoras que, apontando com o dedo indicador a foto de uma criança que está diante delas, perguntam quem é. Ou professoras que, diante de um desenho que lhes foi entregue por uma criança, perguntam "O que você desenhou?", sem entender que, às vezes, o jogo plástico, como demonstraram alguns artistas, move-se pelas difíceis trilhas do não cifrado, pelo valor abstrato de linhas, manchas, pontos e traços que brincam, de forma compositiva, sobre uma superfície. Ou docentes que perguntam à criança: "Vamos ao pátio, certo?", quando, na verdade, não a deixam decidir. É muito interessante, para se aprofundar mais na relação adulto-criança, fazer um inventário das perguntas (às vezes excessivas e pouco honestas) que fazemos às crianças ao longo de um dia e refletir sobre essas perguntas. Da mesma maneira, proponho anotar e pensar sobre a quantidade de imperativos ou ordens que usamos durante um dia de trabalho. Estou fazendo isso e, por enquanto, estou assustado. Não é o único aspecto que tenho de mudar. Graças a outros olhares, descubro muitos outros. Na verdade, é difícil. Apenas posso dizer que a análise da minha relação com as crianças é a que mais mudanças revolucionárias me solicita e me provoca.

Pilar Gonzalves é uma professora que trabalha em Pamplona. Ela fala de uma forma de relação baseada em assumir riscos (sendo conscientes de nossos medos) que produzam campos de brincadeiras abertos pela iniciativa e pela liberdade das crianças. Ela conta como, por exemplo, depois de 20 anos de trabalho, decidiu abrir a porta da sala para que os alunos possam escolher entre ficar dentro ou idealizar brincadeiras em um corredor tomado por âmbitos lúdicos inventados.

> Tal como estão organizados atualmente nossos centros educativos, sigo me perguntando, cada dia, onde falhamos; onde — pela rigidez das normas estabelecidas, seja pelas regras do regime interno ou pelas práticas da própria instituição — não estamos respeitando os direitos da

infância. Certa vez, eu me atrevi a propor isso em uma reunião orgânica da escola e, embora tenhamos falado do tema, o assunto nunca passa dali, não adquire corpo de reflexão e profundidade. Talvez haja medo [...]. A aventura iniciada parte do respeito absoluto à vontade das crianças de estar em sala ou de sair dela, em qualquer horário, sozinhas ou acompanhadas [...]. A porta aberta, o ir e vir livre, o estar dentro ou fora possibilitam muitas histórias importantes.

De certo modo, seu enfoque me lembra as palavras de Paulo Coelho:

O que me interessa na vida é a curiosidade, os desafios, o bom combate, o desfrute das vitórias e das derrotas. Carrego muitas cicatrizes, mas também carrego momentos que jamais teriam acontecido se eu não tivesse ousado além dos meus limites.

Também recordo como algumas crianças de 5 anos, em Reggio Emilia, exigiram que as professoras eliminassem o tempo de pátio, determinado unilateralmente apenas por elas, para fazerem um uso livre do pátio em qualquer momento em que desejassem realizar projetos fora do edifício escolar.

Essa é uma decisão inteligente que as extraordinárias profissionais da escola de El Martinet também tomaram. Nesse centro educativo de um vilarejo da província de Barcelona, trabalha Meritxell Bonàs. Essa profissional fala de ser professora como uma oportunidade para descobrir ou redescobrir, com base na cultura da infância, matizes sutis de uma realidade que, talvez, já deixamos de apreciar. Meritxell fala disso de forma mais poética:

Com frequência, penso que ter crianças por perto, senti-las de verdade, é um grito constante para ver a vida a partir de um lugar "que não tem nome" (ou, pelo menos, que eu não sei qual é), de forma que, de alguma maneira, converte-se em "salvador" de momentos dos quais já passamos longe, quando já não vemos a formiga que leva apressada a migalha de pão, nem a gota de água que cai do cristal, nem o buraco onde se esconde a joaninha, nem a peça que cai no chão... Ter diante de nós esse presente que a vida nos dá; ver as coisas pequenas como tesouros, o ir devagar, encontrar a emoção no instante que é o agora, vai mais além deste "ofício de professor" a que decidimos nos dedicar. Vai mais além porque tem relação com o lugar e com a paisagem pelos quais decidimos transitar, e com o lugar onde "voltamos" para de novo partir.

5.5 Algumas ideias

O tema da relação profissional com as crianças sempre me interessou de modo particular. Sinto muito prazer em observar o trabalho de algumas colegas, como as que citei, e também em encontrar sugestões em escritos que me levam a continuar refletindo. Nas Referências, coloco algumas das obras que, na minha experiência, mais estão contribuindo nesse sentido. Há anos me dedico a recolher citações que me movem e me comovem, que leio e releio. Agora quero compartilhá-las.

infância. Certa vez, eu me atrevi a propor isso em uma reunião orgânica da escola e, embora tenhamos falado do tema, o assunto nunca passa dali, não adquire corpo de reflexão e profundidade. Talvez haja medo [...]. A aventura iniciada parte do respeito absoluto à vontade das crianças de estar em sala ou de sair dela, em qualquer horário, sozinhas ou acompanhadas [...]. A porta aberta, o ir e vir livre, o estar dentro ou fora possibilitam muitas histórias importantes.

De certo modo, seu enfoque me lembra as palavras de Paulo Coelho:

O que me interessa na vida é a curiosidade, os desafios, o bom combate, o desfrute das vitórias e das derrotas. Carrego muitas cicatrizes, mas também carrego momentos que jamais teriam acontecido se eu não tivesse ousado além dos meus limites.

Também recordo como algumas crianças de 5 anos, em Reggio Emilia, exigiram que as professoras eliminassem o tempo de pátio, determinado unilateralmente apenas por elas, para fazerem um uso livre do pátio em qualquer momento em que desejassem realizar projetos fora do edifício escolar.

Essa é uma decisão inteligente que as extraordinárias profissionais da escola de El Martinet também tomaram. Nesse centro educativo de um vilarejo da província de Barcelona, trabalha Meritxell Bonàs. Essa profissional fala de ser professora como uma oportunidade para descobrir ou redescobrir, com base na cultura da infância, matizes sutis de uma realidade que, talvez, já deixamos de apreciar. Meritxell fala disso de forma mais poética:

Com frequência, penso que ter crianças por perto, senti-las de verdade, é um grito constante para ver a vida a partir de um lugar "que não tem nome" (ou, pelo menos, que eu não sei qual é), de forma que, de alguma maneira, converte-se em "salvador" de momentos dos quais já passamos longe, quando já não vemos a formiga que leva apressada a migalha de pão, nem a gota de água que cai do cristal, nem o buraco onde se esconde a joaninha, nem a peça que cai no chão... Ter diante de nós esse presente que a vida nos dá; ver as coisas pequenas como tesouros, o ir devagar, encontrar a emoção no instante que é o agora, vai mais além deste "ofício de professor" a que decidimos nos dedicar. Vai mais além porque tem relação com o lugar e com a paisagem pelos quais decidimos transitar, e com o lugar onde "voltamos" para de novo partir.

5.5 Algumas ideias

O tema da relação profissional com as crianças sempre me interessou de modo particular. Sinto muito prazer em observar o trabalho de algumas colegas, como as que citei, e também em encontrar sugestões em escritos que me levam a continuar refletindo. Nas Referências, coloco algumas das obras que, na minha experiência, mais estão contribuindo nesse sentido. Há anos me dedico a recolher citações que me movem e me comovem, que leio e releio. Agora quero compartilhá-las.

Max van Manen fala de qualidades básicas como

> [...] a vocação, preocupação e afeto pelas crianças, um profundo sentido da responsabilidade, intuição moral, franqueza autocrítica, maturidade na solicitude, sentido do tato em relação à subjetividade da criança, inteligência interpretativa, compreensão pedagógica das necessidades da criança, capacidade de improvisação e resolução ao tratar com os jovens, paixão por conhecer e aprender os mistérios do mundo, a fibra moral necessária para defender algo, uma certa interpretação do mundo, uma esperança ativa diante das crises, e, desde cedo, sentido de humor e vitalidade. (van Manen, 1998, p. 45)

Rebeca Wild, fundamentalmente, aprofunda a forma de acompanhar, com empatia e sem pressa, os processos de vida das crianças, em âmbitos ou cenários dialógicos e complementares de liberdade e limites.

> Nossa visão de um entorno adequado para as crianças seria incompleta sem a presença atenta, respeitosa e não impositiva de adultos. Adultos que não obrigam as crianças a ir aqui e ali de forma afetuosa, nem que forçam a atenção das crianças, pouco a pouco, a isso "que é tão bonito e importante". Adultos que recusam auxiliar as crianças com pressa no que é difícil para elas, antecipar-se à sua capacidade de iniciativa, manipular seus sentimentos ou encasquetar em seu pensamento explicações adultas. (Wild, 2006, p. 53)

Carlos Gonzáles fala, como docente, da criação de uma profunda relação de amizade com os educandos, porque ele também se considera aprendiz permanente. E nos propõe cinco ingredientes dessa relação: amar a si mesmo; amar a vida sem reservas; amar sem reservas, também, a pessoa que pretendemos ensinar; provocá-la e oferecer-lhe confiança.

Anna Tardos aprofunda a forma da relação por meio do sentido respeitoso do cuidado que se expressa nos pequenos gestos com os quais, por exemplo, tocamos nas crianças ou falamos com elas. Uma relação, como vi em Lóczy, transformada no mais difícil: a construção de um vínculo sem dependência, em um jogo de equilíbrios e desequilíbrios com o verdadeiro sentido que damos à autonomia infantil.

> O bem-estar da criança depende, antes de tudo e em grande medida, do adulto, ou seja, da maneira como este a toca [...]. A maneira de tratar a criança envolve, para ela, numerosas informações. Os movimentos ternos e delicados expressam atenção e interesse, ao passo que os gestos bruscos são um sinal de desatenção, indiferença ou impaciência [...]. A criança é capaz de aprender de uma forma autônoma, é capaz de realizar ações competentes [...]. A criança pode realizar o que foi exposto até aqui se lhe asseguram determinadas condições. Entre elas, a mais importante é a relação que a une ao adulto. A criança, para sentir desejos de agir, para ser capaz dessa aprendizagem baseada na atividade autônoma, tem necessidade de uma relação profunda, que proporcione a ela o sentimento de segurança, condição necessária para um adequado estado afetivo. (Tardos, 2008b, p. 63)

Jesper Juul revela a importância de levar a sério as crianças, para considerá-las realmente competentes. Para isso, ele nos dá indicações muito concretas:

> Ser conscientes dos direitos da outra pessoa de ter necessidades, desejos, experiências, sentimentos, e do direito de expressá-los. Ver as necessidades da outra pessoa do seu ponto de vista. Concentrarmo-nos na outra pessoa de maneira que possamos chegar a conhecer sua realidade sem menosprezá-la nem subestimar suas ambições. Responder a suas ações com compreensão e levando a sério nossa própria posição. (Juul, 2004, p. 102)

O sempre provocador **Loris Malaguzzi** também é muito claro quando exige que as crianças possam expressar o direito a suas cem linguagens:

> Você tem que estar sempre em uma espera dubitativa, ser capaz de se surpreender com o que não espera. Suas intervenções têm que ser sempre hábeis, delicadas, silenciosas, pouco ruidosas. Basta que as crianças sintam sua presença, que você está com elas, já que isso lhes dá confiança e a consciência – que elas sempre devem ter – do que acontece e aprendem. Você tem que ser um investigador permanente, também de forma empírica. Você pode ajudar para que as crianças construam expectativas, espirais de pensamento – mesmo que para você estejam desordenadas – que tenham significado para elas. Você deve deixar que elas sejam autênticas protagonistas. (Extraído de Hoyuelos, 2009)

5.6 Não basta

Ter boas referências culturais, que não buscam um simples ecletismo, é importante, mas insuficiente. Definitivamente. Percebo, cada vez mais, que na retórica das palavras é muito fácil eu estar de acordo com outras profissionais. Há educadoras que podem, com convicção e veemência, em uma mesa de reuniões ou em uma aprendizagem, concordar com as palavras anteriores, mas sua práxis não se ajusta a elas. Pelo menos, não da maneira como vejo. Encontro-me com profissionais com as quais, aparentemente, pareço próximo na defesa das mesmas palavras, mas, às vezes, não poderíamos estar mais distantes em relação à prática.

Nesse sentido, também recolho relatos significativos. Lembro-me de uma vez em que fui dar uma palestra sobre a pedagogia da escuta. Uma conferência cheia de exemplos documentais. Ao terminar o evento, uma educadora se aproximou de mim e me disse: "Que sorte encontrar alguém que defende o que eu já venho fazendo há anos". Respondi: "Que interessante! Eu gostaria de ver". No dia seguinte, visitei sua escola. Ela trabalhava sozinha em uma classe com oito lactentes (aproveito para denunciar essa situação nociva às crianças e às profissionais). Ela colocava os oito bebês presos e imóveis, cada um em uma cadeirinha de bebê, em um semicírculo cujo centro geoestratégico era ela. E, sentada em uma cadeira alta, lia para as crianças um longo conto, que elas deveriam escutar de qualquer maneira. Este era o tempo de escuta que ela impunha (ao menos para algumas crianças, pelo que observei) todo dia. Uma prática totalmente distante do meu conceito malaguzziano ou pikleriano de escuta. Talvez eu tenha me expressado muito mal na palestra. Este é um exemplo real e extremo, mas encontro muitos outros nesse mesmo estilo.

Apenas por meio de reflexão e análise conscientes, pela observação e pela documentação da própria prática, podemos descobrir pequenas ou grandes incoerências. Considero que uma adequada documentação visual e audiovisual – e o digo com base na prática que me ocupa diariamente – é, em algumas ocasiões, um detector de mentiras; outras vezes, a documentação (que não consiste apenas em tirar fotografias) transforma-se em uma zona de desenvolvimento proximal;[3] outras, evidencia ações que nos colocam em crise; em outras ocasiões, serve também para revelar boas práticas que, todavia, é necessário adequar. A documentação narrativa é uma estratégia que, discutida em grupo, oferece-nos um espelho de nós mesmos; uma imagem, às vezes desconhecida, que a dinâmica cotidiana oculta. Franco Fontana comenta com razão: "A fotografia não deve reproduzir o visível, e sim tornar visível o invisível".

As melhores profissionais que conheço são as que se expõem e se autoexpõem ao olhar do Outro (para isso, ajuda muito ter duplas educativas que possam confrontar-se cotidianamente com honestidade, em vez de querer manter um "bom papo"), para desejar uma crítica profissional (não pessoal) que amplie o horizonte das relações cotidianas e coreográficas com as crianças.

---

[3] N. da T.: conceito formulado originalmente por Vygotsky, que designa a distância entre o nível de desenvolvimento real, determinado pela capacidade de resolver tarefas de forma independente, e o nível de desenvolvimento potencial, determinado por desempenhos possíveis, com a ajuda de adultos ou de colegas mais avançados ou mais experientes.

5.7 As profissionais do maravilhamento

Em um capítulo assim intitulado, de um extraordinário livro de Vea Vecchi, essa atelierista reggiana utiliza a inspiração de Loris Malaguzzi para falar das professoras como pessoas capazes de se surpreender com os diversos processos que acontecem na escola. Acredito que não podemos educar, nem nos relacionarmos adequadamente, se não nos divertimos em nosso trabalho, se não afastamos o tédio da escola e se não nos maravilhamos. Acredito que é fundamental que nos façamos perguntas sobre como temos nos divertido e nos maravilhado a cada dia.

O maravilhamento, como demonstra Catherine L'Écuyer, é uma emoção vital que nos leva a experimentar o mistério e a incerteza que são inerentes à arte de educar. Também tem relação com evitar saturar as crianças de estímulos exteriores para conseguir determinados objetivos. Consiste em parar o tempo e abraçar a vagarosidade para nos interrogarmos sem dar as coisas por verdadeiras. Tem relação com abraçar a beleza dos momentos inesperados que nos eriçam a pele ou nos comovem.

Quero concluir, nesse sentido, com outra citação. Quando a li, eu a senti como um presente. É de Rachel Carson, que propõe o desafio de acompanhar a criança com base na empatia dessa emoção fundamental:

> Se eu tivesse influência sobre a fada madrinha, aquela que se supõe presidir o nascimento de todas as crianças, pediria a ela que concedesse, a cada criança deste mundo, o dom do sentido de maravilhamento tão indestrutível que lhe durasse por toda a vida, como um inesgotável antídoto contra o tédio [...]. Para manter vivo em uma criança seu inato sentido de maravilhamento, sem contar com nenhum dom concedido pelas fadas, necessita-se da companhia de pelo menos um adulto com quem poder compartilhá-lo, redescobrindo com ele a alegria, a expectativa e o mistério do mundo em que vivemos. (Carson, 2012, p. 8)

REFERÊNCIAS

AA.VV. (2006). *La infancia en el arte*. Madrid: Unicef.

AA.VV. (2007). *Pinazo y el retrato infantil*. Valencia: IVAM.

Angrosino, M. (2012). *Etnografía y observación participante en Investigación Cualitativa*. Madrid: Morata.

Anguera, M. T. (1982). *Metodología de la observación en las Ciencias Humanas*. Madrid: Cátedra.

Anguera, M. T. (ed). (1993). *Metodología observacional en la investigación psicológica*. Vol. I. Barcelona: PPU.

Anguera, M. T. (1999). *Observación en la escuela: aplicaciones*. Barcelona: UB.

Arnheim, R. (2002). *Arte y percepción visual*. Madrid: Alianza

Azkona, J. M. y Hoyuelos, A. (2011). «Reflexiones sobre la calidad en las escuelas infantiles», *Tarbiya*, 42 (2º semestre 2011), 157-186.

Alonso, M. (2009). *Vivir es un asunto urgente*. Madrid: Aguilar.

Assmann, H. (2002). *Placer y ternura en la educación*. Madrid: Narcea.

Assmann, H. (2005). *Curiosidad y placer de aprender*. Madrid: PPC.

Bateson, G. (1984). *Mente e natura*. Milán: Adelphi.

Bebchuk, V. (2011). «La posición de no saber en la escuela infantil», *Tarbiya* 42, 39-50.

Benedetti, M. (2001). *Utopías en foco*. Oviedo: Losada.

Bion, W. R. (1974). *Atención e Interpretación*. Buenos Aires: Paidós.

Bonàs, M. (2013). «Fer de mestra a El Martinet». En *Veus, relats d'El Martinet*. Barcelona: El Martinet.

Bondioli, A. y Savio, D. (1999). *Osservare il gioco di finzione: una scala di valutazione dell abilità ludico-simboliche infantili (SVALSI)*. Bergamo: Junior.

Bottomore, T. (1983). «Introducción». En AA.VV., *Interdisciplinariedad y ciencias humanas*. Madrid: Unesco, 11-20.

Braden, G. (2007). *La matriz divina*. Málaga: Sirio.

Bradley, B. (1992). *Concepciones de la infancia*. Madrid: Alianza.

Braga, P.; Mauri, M. y Tosi, P. (1999). *Perché e come osservare nel contesto educativo: presentazione di alcuni stumenti*. Bergamo: Junior.

Buber, M. (1993). *Yo y Tú*. Madrid: Caparrós.

Buckingham, D. (2002). *Crecer en la era de los medios electrónicos*. Madrid: Morata.

Bustelo, E. (2007). *El recreo de la infancia*. Buenos Aires: Siglo XXI.

Cabanellas, I.; Eslava, J. J.; Eslava, C. y Polonio, R. (2007). *Ritmos infantiles*. Barcelona: Octaedro.

Cabanellas, I. y Hoyuelos, A. (1994). *Mensajes entre líneas. Diálogos entre la forma y la materia*. Pamplona: Patronato Municipal de Escuelas Infantiles de Pamplona.

Capra, F. (1998). *La trama de la vida*. Barcelona: Anagrama.

Careri, F. (2001). *Constant. New Babylon, una città nómade*. Roma: Testo & Immagine.

Careri, F. (2002). *Walscapes. El andar como práctica estética*. Barcelona: Gustavo Gili.

Carroll, L. (1979). *Alicia en el País de las Maravillas*. Madrid: Alianza.

Carson, R. (2012). *El sentido del asombro*. Madrid: Encuentro.

Casas, F. (2002). *Infancia: perspectivas psicosociales*. Barcelona: Paidós.

Coll, R. y Moll, C. (2005). «La pareja educativa. Una visión práctica». *Revista Infancia* 89, 22-29.

Contreras, J. y Pérez de Lara, N. (Comps). (2010). *Investigar la experiencia educativa*. Morata: Madrid.

Cortázar, J. (2013). *Rayuela*. Madrid: Catedra.

Croll, P. (1995). *La observación sistemática en el aula*. Madrid: La Muralla.

Dahlberg, G.; Moss, P. y Pence, A. *Más allá de la calidad en educación infantil,* Graó, Barcelona, 2005.

De Mause, L. (1994). *Historia de la infancia*. Madrid: Alianza.

Deleuze, G. y Guatari, F. (1977). *Rizoma*. Valencia: Pre-textos.

Delgado, M. (2005). «En busca del espacio perdido». En Cabanellas, I. y Eslava, C. (coords.). *Territorios de la infancia*. Barcelona: Graó, 11-18.

Duvignaud, J. (1980). *El juego del juego*. México: FCE.

Eisner, E. (1998). *El ojo ilustrado*. Barcelona: Paidós.

Erickson, F. (1989). «Métodos cualitativos de investigación sobre la enseñanza». En M. C. Wittrock (ed.). *La investigación de la enseñanza*. Madrid: Paidós, 125-301.

Erickson, F.; Florio, S. y Buschman, J. (1990). «Investigación de campo en educación». En Martínez Rodríguez, J. B. (coord.) *Hacia un enfoque interpretativo de la Enseñanza. Etnografía y Curriculum*. Granada: Universidad de Granada, 51-55.

Esquirol, J. (2006). *El respeto o la mirada atenta*. Barcelona: Gedisa.

Everton, C. y Green, J. (1989). «Enfoques, teorías y métodos». En Wittrock, M. C. (comp.). *La investigación de la enseñanza*. Tomo I. Barcelona: Paidós.

Everton, C. y Green, J. (1990). «La observación como indagación y como método». En Wittrock, M. C. (comp.). *La investigación de la enseñanza*. Tomo III. Barcelona: Paidós, cap. 5.

Ferrater, J. (1990). *Diccionario de Filosofía*. Madrid: Alianza.

Figuerido, C. y Saldaña, M. J. (2004). «El reto de trabajar en pareja». *Revista Infancia* 87, 16-19.

Flick, U. (2007). «Introducción a la investigación cualitativa». Cap. XIII. *Datos visuales: Una panorámica general*. Madrid: Morata.

Fontanel, B. y D'Harcourt, C. (2009). *Bébés Du Monde*. París: La Martinière.

Fornasa, W.; Tanzi, V. y Vanni, A. (1989). «Programmazione versus progettazione», *Bambini*, año V, 3 (marzo), 16-23.

Getxophoto (2012). *Elogio de la infancia*.

Gimeno, J. y Pérez, Á. (1992). *Comprender y transformar la enseñanza*. Morata: Madrid.

Godall, T. (2007). «Emmi Pikler: El desenvolupament motor autònom des del naixement fins a la seguretat de les primeres passes». Universidad de Barcelona. Tesis doctoral no publicada.

González, C. (2013). *23 maestros de corazón*. Bilbao: Desclée.

González Martínez, L. (1994). «La investigación etnográfica y el microanálisis de la interacción». *Sinéctica*, 4 (enero-junio), 29-38.

Gonzalves, P. (2011). «El pasillo. Abrir espacios», *Tarbiya*, 42, 79-90.

Granda, U. (2010). *El árbol del conocimiento*. Madrid: Flavia.

Grimalt, A. (2011). «Memoria y deseo en el pensamiento de Bion. Vigencia teórica y técnica». *Temas de psicoanálisis*, 1 (enero), 1-21.

Guzmán, R. (2011). *Escuela y concepciones de la infancia*. Bogotá: Magisterio.

Hall, E. (2003). *La dimensión oculta*. México: Siglo XXI.

Heidegger, M. (1975). *La pregunta por la cosa*. Buenos Aires: Alfa Argentina.

Heidegger, M. (1989). *El ser y el tiempo*. Madrid: FCE.

Hesse, H. (2006). *Siddartha*. Barcelona: Debolsillo.

Hoffmann, J. M. (2006). *Los árboles no crecen tirando de las hojas*. Buenos Aires: Del nuevo extremo.

Honoré, C. (2008). *Bajo presión*. Barcelona: RBA.

Hoyuelos, A. (2002). «Los placeres, Malaguzzi y el dibujo infantil», *Aula de infantil*, 8 (julio-agosto, 2002), 12-13.

Hoyuelos, A. (2003). *La complejidad en el pensamiento y obra pedagógica de Loris Malaguzzi*. México: Multimedios.

Hoyuelos, A. (2004a). *La ética en el pensamiento y obra pedagógica de Loris Malaguzzi*. Barcelona: Octaedro-Rosa Sensat.

Hoyuelos, A. (2004b). «La pareja educativa: un reto cultural». *Revista Infancia* 86, 4-10.

Hoyuelos, A. (2005). «Estrategias de juego en la escuela». En Cabanellas, I. y Eslava, C. (coords.). *Territorios de la infancia*. Barcelona: Graó, 137-142.

Hoyuelos, A. (2006). *La estética en el pensamiento y obra pedagógica de Loris Malaguzzi*. Barcelona: Octaedro-Rosa Sensat.

Hoyuelos, A. (2007). «Documentación como narración y argumentación», *Aula de infantil*, 39 (septiembre-octubre), 5-9.

Hoyuelos, A. (2008). «La cocina: centro educativo de la Escuela Infantil. Conferencia de Loris Malaguzzi», *Revista Infancia*, 111 (septiembre-octubre), 3-9.

Hoyuelos, A. (2009). *La ética en el pensamiento y obra pedagógica de Loris Malaguzzi*. Barcelona: Octaedro-Rosa Sensat.

Hoyuelos, A. (2011). «Epílogo. Los rojos hilos: de Cronopios y Momos». En Civarolo, Mercedes. *Al rescate de la actividad infantil*. Córdoba: Eduvim.

Hoyuelos, A. (2012a). «Las imágenes fotográficas como documentación narrativa», *Revista Infancia*, 133 (mayo-junio), 4-12.

Hoyuelos, A. (2012b). «La imagen de infancia en el pensamiento y obra pedagógica de Loris Malaguzzi», *Revista Internacional Magisterio*, 54. Colombia.

Hoyuelos, A. (2013a). «¿Adaptación y/o acogida? El silencio como reto educativo». Araujo, A.; Hoyuelos, A. y Lekunberri, E. «El silencio como acogida». *Revista Infancia*, 142 (noviembre-diciembre), 17-19.

Hoyuelos, A. (2013b). "Prólogo. Cada uno crece solo si es soñado". En Vecchi, V. *Arte y Creatividad en Reggio Emilia*. Madrid: Morata, 11-31.

Hoyuelos, A. (2014a). «La pedagogía del moco». *Revista Infancia*, 143 (enero-febrero), 18-19.

Hoyuelos, A. (2014b). «Un cuento chino». *Revista Infancia*, 144 (marzo-abril), 38-39.

Huguet, T. (2009). «El trabajo colaborativo del profesorado como estratégia para la inclusión». En Giné, C. *La educación inclusiva*. Barcelona: Ice-Horsori, 81-94.

Huizinga, J. (1987). *Homo ludens*. Madrid: Alianza.

Iacoboni, M. (2008). *Las neuronas espejo*. Madrid: Katz.

Inhelder, B. y Cellérier, G. (1992). *Los senderos de los descubrimientos del niño. Investigaciones sobre las microgénesis cognitivas*. Barcelona: Paidós.

Irigaray, L. (2009). *Condividere il mondo*. Torino: Bollati Boringhieri.

Irwin, M. y Bushnell, M. (1984). *La observación del niño*. Madrid: Narcea.

Juul, J. (2004). *Su hijo, una persona competente*. Barcelona: Herder.

Kapuscinski, R. (2007a). *Encuentro con el Otro*. Barcelona: Anagrama.

Kapuscinski, R. (2007b). *Ébano*. Barcelona: Anagrama.

Karmiloff-Smith, A. (1994). *Más allá de la modularidad*. Madrid: Alianza.

Kaye, K. (1986). *La vida mental y social del bebé. Como los padres crean personas*. Barcelona: Paidós.

Knapp, M. L. (1992). *La comunicación no verbal: el cuerpo y el entorno*. Barcelona: Paidós.

L'Ecuyer, C. (2012). *Educar en el asombro*. Barcelona: Plataforma.

Laredo, C. (2010). *Si tú no hubieras nacido*. Madrid: Kókinos.

Lather, P. (1991). *Getting Smart: Feminist Research and Pedagogy with/in the Postmodern*. Londres: Routledge.

Levinas, E. (1997). *Fuera del sujeto*. Madrid: Caparrós.

López, M.; Maturana, H.; Pérez, Á. y Santos, M. Á. (2003). *Conversando con Maturana sobre educación*. Málaga: Aljibe.

López Rodríguez, J. C. (2001). «Nos estamos cargando la Educación Infantil». *Escuela Española*, 3.492 (mayo), 2.

Malaguzzi, L. (1969). «I nuovi orientamenti della scuola per l'infanzia». En AA.VV., *Convengo circondariale sulla scuola e i nidi per l'infanzia*. Rimini: Municipio di Rimini, 59.

Malaguzzi, L. (1984). «L'infanzia e il bambino tra realtà, pregiudizi sociali e scienza». En AA.VV., *Il bambino e la scienza*. Florencia: La Nuova Italia, 84-101.

Malaguzzi, L. (1988). «Intervento». En Lino Rossi, *Infanzia: educazione e complessità*. Milán: Franco Angeli, 127-130.

Malaguzzi, L. (1989). *Incontri Pamplona 1º y 2º* (grabaciones del 10 de abril de 1989).

Malaguzzi, L. (1990). *Convegno internazionale* (grabación realizada en Reggio Emilia el 28 de marzo de 1990).

Malaguzzi, L. (1992). *Seminario rivolto agli educatori svedesi* (grabación sonora realizada el 28 de mayo de 1992).

Malaguzzi, L. (1993a). «Della insopportabilità, della intolleranza e della sofferenza», *Bambini*, año IX, 2 (febrero), 4.

Malaguzzi, L. (1993b). *Relazione d'apertura. Modelli e congetture teorico e pratiche nell'educazione dei bambini* (transcripción de una conferencia pronunciada el 19 de mayo de 1993.

Malaguzzi, L. (1994). «Your Image of the Child: Where Teaching Begins», *Child Care Information Exchage,* 96 (marzo/abril), 52-61.

Malaguzzi, L. (2001). *La educación infantil en Reggio Emilia.* Barcelona: Octaedro-Rosa Sensat.

Marin, J. y Viñas, R. (2014). «Dos docentes en el aula». *Cuadernos de Pedagogía,* 449 (octubre), 35-50.

Marrone, M. (2001). *La teoría del apego. Un enfoque actual.* Madrid: Psimática.

Maturana, H. (1997a). *La realidad: ¿objetiva o construida? I. Fundamentos biológicos dela realidad. II. Fundamentos biológicos del conocimiento.* Barcelona: Anthropos.

Maturana, H. (1997b). *Emociones y lenguaje en educación y política.* Santiago de Chile: Dolmen.

Maturana, H. (2002). *La objetividad. Un argumento para obligar.* Santiago de Chile: Dolmen.

Maturana, H. y Varela, F. (1996). *El árbol del conocimiento.* Barcelona: Debate.

Molina, L. (1994). *Interacció i desenvolupament a l'escola bressol: estudi sobre l'activitat conjunta entre els infants i l'educadora.* Tesis doctoral. Universidad de Barcelona. Departamento de Psicología Evolutiva i de la Educación.

Molina, L. (1997). *Participar en contextos de aprendizaje y desarrollo.* Barcelona: Paidós.

Morin, E. (1983). *El método. La vida de la vida.* Madrid: Cátedra.

Morin, E. (1985). «Le vie della complessità». En Bocchi, Ginaluca y Ceruti, Mauro, *La sfida della complessità.* Milán: Feltrinelli.

Morin, E. (1987). *Il metodo. Ordine, disordine, organizzazione.* Milán: Feltrinelli.

Morin, E. (1988). *El método. El conocimiento del conocimiento.* Madrid: Cátedra.

Morin, E. (1994). *Introducción al pensamiento complejo.* Barcelona: Gedisa.

Morin, E. (2001a). *La mente bien ordenada.* Barcelona: Seix Barral.

Morin, E. (2001b). *Los siete saberes necesarios para la educación del futuro.* Barcelona: Paidós.

Morin, E. (2002). «¿Una segunda mundialización?». En *Desafíos de la mundialización.* Madrid: Cuadernos de la fundación M. Botín, 25-40.

Morin, E. (2003). *El método. La humanidad de la humanidad.* Madrid: Cátedra.

Morin, E. (2006). *El método* (6 volúmenes). Madrid: Cátedra.

Morin, E. (2010). *Mi camino.* Barcelona: Gedisa.

Morin, E. (2011). *La vía.* Barcelona: Paidós.

Morin, E. y Piattelli-Palmarini, M. (1983). «La unidad del hombre como fundamento y aproximación interdisciplinaria». En AA.VV., *Interdisciplinariedad y ciencias humanas,* Madrid: Unesco, 188-212.

Morin, E.; Roger, E. y Domingo, R. (2002). *Educar en la era planetaria.* Salamanca: Universidad de Valladolid-Unesco.

Morin, E. y Delgado, C. (2014). *Reinventar la educación.* México: Multidiversidad Mundo Real Edgar Morin.

Muñoz, C. (2000). «Juegos virtuales, identidad y subversión». *Astrálago,* 14 (Espacios lúdicos. Revista cuatrimestral Iberoamericana, abril).

Navarro, J. (2007). *Una caja de resonancia.* Girona: Pre-textos.

Olabuenaga, R. (1999). *Metodología de la investigación cualitativa.* Universidad de Deusto.

Pallasmaa, J. (2012). *La mano que piensa*. Barcelona: Gustavo Gili.

Peralta, M.V. (2005). *Nacidos para ser y aprender*. Buenos Aires: Infanto Juvenil.

Pérez, R. (2012). «El análisis conductista del pensamiento humano». *Rev. Acta Comportamentalia*. Monográfico, vol. 20, 49-68.

Postic, M.; De Ketele; J. M. (1992). *Observar las situaciones educativas*. Madrid: Narcea.

Postman, N. (1988). *La desaparición de la niñez*. Barcelona: Círculo de lectores.

Punset, E. (2007). *Cara a cara con la vida, la mente y el universo*. Barcelona: Destino.

Punset, E. (2011). *Viaje al optimismo*. Barcelona: Destino.

Ramos, T. (2004). «Jugar, vivir y aprender en el hospital». *Infancia* 84 (noviembre-diciembre).

Riera, M. A. (1999). *Análisis de situaciones de enseñanza/aprendizaje en la primera infancia desde una perspectiva interaccionista: Proyectos con objetos y materiales no estructurados*. Tesis doctoral no publicada. Universidad de las Islas Baleares.

Rinali, C. (2011). *En diálogo con Reggio Emilia*. Solare-Reggio Children-Eleducador-Norma.

Rizzolatti, G. y Sinigaglia, C. (2006). *Las neuronas espejo*. Barcelona: Paidós.

Rodríguez, G.; Gil Flores, J. y García, E. (1996). *Observación en Metodología de la investigación cualitativa*. Cap. VIII. Granada: Aljibe.

Rotthaus, W. (2004). *¿Para qué educar?* Madrid: Alianza.

Rousseau, E. (2010). *Emilio o de la educación*. Madrid: Alianza.

Salamanca, C. (2011). «Dos docentes, dos miradas: la pareja educativa». *Educación infantil: una canción a varias voces. Tarbiya*, 42, 95-102.

Sanabria, F. (2002). *Análisis molar y molecular: dos visiones de la conducta*. Univ. Psychol. Bogotá (Colombia) 1 (2), julio-diciembre, 27-33.

Sánchez, J. M. (2011). *La Nueva Ilustración*. Oviedo: Nobel.

Sanmartín, R. (2003). *Observar, escuchar, comparar, escribir*. Barcelona: Ariel.

Serra, C. (2004). «Etnografía escolar, Etnografía de la educación». *Revista de Educación*, 334, 165-176.

Severi, V. y Zanelli, P. (1990). *Educazione, complessità e autonomía dei bambini*. Florencia: La Nuova Italia.

Solana, J. L. (2000). *Antropología y complejidad humana. La antropologia compleja de Edgar Morin*. Granada: Comares.

Stern, D. (2010). *Diario de un bebé*. Madrid: Paidós.

Tardos, A. (2008a). «Autonomía y/o dependencia». En Falk, J., *Lóczy, educación infantil*. Barcelona: Octaedro-Rosa Sensat, 47-58.

Tardos, A. (2008b). «La mano de la educadora». En Falk, J., *Lóczy, educación infantil*. Barcelona: Octaedro-Rosa Sensat, 59-68.

Thornton, S. (1998). *La resolución infantil de problemas*. Madrid: Morata.

Torralba, F. (2001). *El silencio: un reto educativo*. Madrid: PPC.

Trías, E. (2000). *Ética y condición humana*. Barcelona: Península.

Van Eyck, A. (2014). «Sobre el diseño del equipamiento lúdico y la disposición de los espacios de juego». En AA.VV., *Playgrounds, reinventar la plaza*. Madrid: Siruela, 120-126.

Van Manen, V. (1998). *El tacto en la enseñanza*. Barcelona: Paidós.

Vasilachis de Gialdino, I. y otros. (2006). *Estrategias de investigación cualitativa*. Barcelona: Gedisa.

Vecchi, V. (2013). *Arte y creatividad en Reggio Emilia*. Madrid: Morata.

Vilanova, M. (2014). *Descender desde la infancia: el desarrollo y el discurso de los «niños» antes «formas otras» de conocer y vivir*. Tesis doctoral. Universidad de Barcelona.

Watzlawick, P. y otros. (1988). *La realidad inventada*. Buenos Aires: Gedisa.

Wilber, K. y otros. (1987). *El paradigma holográfico*. Barcelona: Kairós.

Wild, R. (2006). *Libertad y límites. Amor y respeto*. Barcelona: Herder.

SOBRE OS AUTORES

Alfredo Hoyuelos

- Especialista em Formação de Professores de Educação Geral Básica pela Escuela Universitaria de Magisterio Huarte de San Juan, em Pamplona, Espanha (1985).
- Licenciatura em Filosofia e Ciências da Educação pela Universidad Pública de Navarra, Espanha (1993).
- Em 2001, com sua tese de doutorado intitulada *El pensamiento y obra pedagógica de Loris Malaguzzi y su repercusión en la educación infantil*, obteve o grau de Doutor Europeu em Filosofia e Ciências da Educação. A tese foi realizada mediante um convênio de colaboração com Reggio Children e a Prefeitura de Reggio Emilia, na Itália.
- Entre outros importantes prêmios, recebeu o primeiro Prêmio Loris Malaguzzi, concedido em 2004 pela Associação Internacional Amigos de Reggio Children.
- Autor de diversos livros, artigos e conferências sobre educação e pedagogia.

María Antonia Riera

- Doutora em Pedagogia pela Universidad de las Islas Baleares (UIB), na Espanha (2000).
- Pesquisadora principal do Grupo de Investigação em Primeira Infância da UIB (GIPI) e do Grupo de Investigação em Infância, Tecnologia, Educação e Diversidade (GITED).
- Suas pesquisas e publicações estão relacionadas com projeto, implementação e avaliação de programas de apoio às famílias na primeira infância, e com inovação educativa e boas práticas na etapa da educação infantil.
- Atualmente é professora da UIB em temáticas relacionadas com a metodologia da observação e documentação, e com estratégias de intervenção educativa na primeira infância.

Sobre o Livro
Formato: 14 x 21 cm
Mancha: 9,6 x 15,7 cm
Papel: Offset 90g
nº páginas: 216
1ª edição: 2019

Equipe de Realização
Assistência editorial
Liris Tribuzzi

Edição de texto
Gerson Silva (Supervisão de revisão, preparação do original e copidesque)
Roberta Heringer de Souza Villar e Fernanda Fonseca (Revisão)

Editoração eletrônica
Évelin Kovaliauskas Custódia (Capa, projeto gráfico e diagramação)

Fotografia
Alfredo Hoyuelos Planillo (Foto de capa)

Impressão
Edelbra Gráfica